beurer Schlafatlas 2017

MICHAEL FELD
PETER YOUNG

beurer

Schlafatlas 2017

SO SCHLÄFT DEUTSCHLAND

südwest

Autoren:
Dr. med. Michael Feld, Köln
Univ.-Professor Dr. med. Peter Young, Universität Münster

Konzeption und Redaktion:
Max A. Höfer, höfermedia

FSC www.fsc.org MIX Papier aus verantwortungsvollen Quellen FSC® C021956

Verlagsgruppe Random House FSC®N001967

1. Auflage

Gesamtgestaltung und Satz: Oliver Schmitt, Mainz
Copyright © Autorenfotos: Uwe Schmitz, Köln
(Dr. med. Michael Feld); Universitätsklinikum Münster
(Univ.-Professor Dr. med. Peter Young)
Druck und Bindung: Alcione, Lavis
Printed in Italy
ISBN 978-3-517-09638-4

Inhalt

Liebe Leserin, lieber Leser,

neben Ernährung und Bewegung ist der Schlaf mittlerweile zum dritten großen Gesundheitsthema geworden. Unsere hektische Berufs- und Alltagswelt bleibt nicht ohne Konsequenzen und hat Auswirkungen auf unser Schlafverhalten und unseren Schlaf. Wir büßen Leistungsfähigkeit ein, unsere Stimmung wird schlechter, wir werden erschöpfter, und der Kopf kann abends nicht mehr richtig abschalten. Die Nachfrage nach Schlaf-Coaching, Einschlafhilfen und besserer Schlafhygiene steigt. Die Medizin hat den engen Zusammenhang zwischen erholsamem Schlaf und Gesundheit inzwischen gut belegt. Wer schlecht schläft, hat ein höheres Risiko, an Bluthochdruck, Herzinfarkt, Schlaganfall, Diabetes, Demenz und Depressionen zu erkranken.

Moderne Schlafsensoren bieten heute ganz neue Möglichkeiten, die tatsächliche Schlafqualität zu messen. Sie können helfen, Schlafstörungen zu erkennen und diese gezielt anzugehen. Als Hersteller von einem breiten Produktportfolio an Gesundheitsprodukten (wie etwa Blutdruck- und Blutzuckermessgeräte) interessieren wir uns naturgemäß auch für das Thema Schlaf. Als uns der Schlafmediziner Dr. Michael Feld fragte, ob wir nicht unseren Schlafsensor SE 80 SleepExpert für eine Vergleichsstudie zur Verfügung stellen könnten, haben wir nicht lange gezögert und gleich die komplette Schlafstudie unterstützt. Sie ist die aktuellste und umfangreichste Studie zum Schlafverhalten der Deutschen. Insgesamt 3491 Menschen wurden repräsentativ vom Umfrageinstitut Emnid befragt, und zudem nahmen 222 Probanden an einer repräsentativen Begleitstudie mit dem Schlafsensor SE 80 SleepExpert teil. Die gesamte Studie führte das Deutsche Institut für Regenerations- und Schlafwissenschaft (DIRS) durch.

Durch die große Studie wurde ein Vergleich zwischen subjektivem Schlafempfinden und objektiven Schlafmessdaten möglich. Wir danken allen Beteiligten, den beiden Autoren Dr. Feld und Prof. Young und auch den Teilnehmern der Umfrage sowie der Schlafsensorstudie. Das Resultat ist überaus spannend, denn die Deutschen scheinen kürzer und leider auch schlechter zu schlafen, als sie subjektiv meinen. Dass etwa der Unterschied zwischen der gefühlten Schlafdauer und der mit dem Schlafsensor gemessenen objektiven Schlafdauer knapp 50 Minuten beträgt, hat doch überrascht. Die Ergebnisse können Sie jetzt hier im *Schlafatlas* zusammengefasst und aufbereitet lesen. Viele Daten, besonders über die regionalen Unterschiede im Schlafverhalten, sind neu. Wer wissen will, wie zufrieden die Deutschen mit ihrem Schlaf sind, wie sie sich fühlen, wenn sie morgens aus dem Bett steigen, oder wie sich etwa Hausfrauen von Topmanagern, Senioren und Großstadtbewohnern in puncto Schlaf unterscheiden, dem empfehlen wir den *Schlafatlas* als Lektüre. Garantiert nichts zum Einschlafen!

Marco Bühler
Georg Walkenbach
Geschäftsführer Beurer GmbH

1

Wie gut schläft Deutschland?

Gesunder Schlaf ist für ein gutes Leben äußerst wichtig. Es gibt fast nichts Schöneres, als am Morgen gut ausgeschlafen aufzustehen. Wir laden im Schlaf unsere »inneren Batterien« auf. Während wir ruhen, regenerieren sich Körper und Geist, und das Gehirn verarbeitet die Erlebnisse des Tages. Ausgeschlafen sehen wir frisch und munter aus. Zu wenig Schlaf bedeutet dagegen zu wenig Energie für den Tag. Deshalb wird der Schlaf in einer immer schneller getakteten Welt immer wichtiger.

Seit dem Industriezeitalter bis heute müssen die Menschen gegen ihr natürliches Schlafbedürfnis leben, was nicht ohne Folgen für Gesundheit und Leistungsfähigkeit bleibt. Um den Schlaf tobt inzwischen ein regelrechter »Krieg«. Die einen wollen ihn verkürzen, damit in der verlängerten Wachzeit noch mehr geleistet und erlebt werden kann. Andere warnen vor der »erschöpften Gesellschaft«, die durch Überreizungen wie elektrisches Licht, TV und Smartphones sowie ständige Erreichbarkeit und Dauerüberwachung buchstäblich um den Schlaf gebracht wird.

Da tut Aufklärung not. Wie steht es um den Schlaf in Deutschland denn wirklich? Stimmt es, dass Qualität und Tiefe der Nachtruhe immer schlechter werden? Wie zufrieden sind die Deutschen mit ihrem Schlaf? Schläft es sich besser in der Stadt oder auf dem Land? Was sind die größten Schlafkiller? Welche Sorgen rauben den Menschen zwischen Flensburg und Passau den Schlaf, und welche Tricks und Rituale haben sie, um gut einzuschlafen und durch die Nacht zu kommen?

All diesen Fragen geht der *Schlafatlas* nach. Es ist die mit insgesamt 3491 Befragten größte Schlafstudie in Deutschland zu Schlafgewohnheiten und Schlafverhalten. Uns interessiert das Schlafverhalten der Deutschen, egal, ob sie Schlafprobleme haben oder keine. Von den mithilfe des Meinungsforschungsinstituts Kantar Emnid Befragten beteiligten sich 222 an einer Vergleichsstudie mit dem Schlafsensor SE 80 SleepExpert der Firma Beurer. Dieser Schlafsensor kann mehr als ein durchschnittliches Wearable, er lieferte auch Daten etwa zur Anzahl der Schlafunterbrechungen (siehe Kasten Methode Seite 21). Unsere Studie zeigt nicht nur, wie gut (oder schlecht) die Deutschen schlummern, sie liefert auch wertvolle Hinweise, worauf es beim guten und schlechten Schlaf ankommt und welche Prioritäten die Menschen bei diesem Thema setzen. Auf der Basis dieser Daten und aus unserer medizinischen Praxis können wir so wichtige Tipps für besseren Schlaf geben.

Was sind denn nun die wichtigsten Ergebnisse? Den Schlaf der Deutschen kann man als gut bezeichnen. Auf einer Skala von 0 (= gar nicht zufrieden) bis 10 (= sehr zufrieden) bewerten sie ihren Schlaf aktuell mit der Note 6,9, also insgesamt noch gut. Knapp die Hälfte der Befragten (47 Prozent) hat ihren Schlaf mit 8 oder höher (8 bis 10) bewertet. Andererseits sind immerhin 15 Prozent mit ihrem Schlaf so unzufrieden, dass sie ihm den Wert 4 oder schlechter (0 bis 4) geben.

Es gibt also keinen Grund für Alarmismus. Unsere Studie zeigt allerdings, dass sich die Schlafqualität verschlechtert. Die Schlafzufriedenheit der Deutschen setzt sich aus vielen sehr unterschiedlichen Elementen zusammen. Neben der allgemeinen Zufriedenheit fragten wir auch nach dem Wunsch nach mehr Schlaf und ob es tagsüber zu unfreiwilligem Einnicken kommt. Denn das sind Hinweise auf Schlafmangel. Auch der Konsum von Schlafmitteln ist ein wichtiger Faktor. Zudem hängt die Schlafqualität von vielen anderen Elementen ab: von Alter, Wohnort, Beruf, der Partnerschaft sowie von gesundheitlichen und sozioökonomischen Faktoren.

Als erstes Fazit ergeben unsere Daten: Es gibt deutliche Anzeichen für einen erheblichen und zunehmenden Schlafmangel. 31 Prozent der Deutschen haben regelmäßig den Wunsch, mehr zu schlafen. 31 Prozent fühlen sich morgens matt, und 30 Prozent nicken tagsüber unfreiwillig ein. Das sind Signale von Übermüdung, die zumeist aus beruflicher Überforderung resultieren.

Abbildung 1 | **Wie zufrieden sind Sie mit Ihrem Schlaf?**

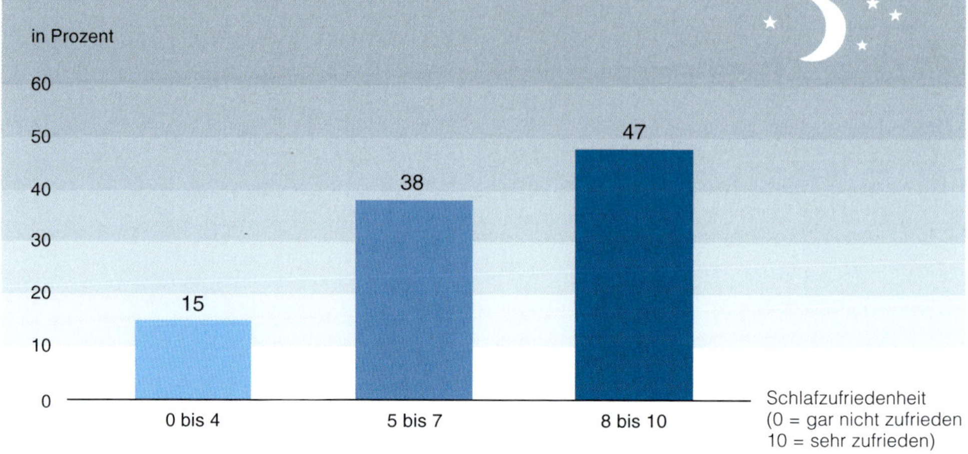

Quelle: Emnid 2016

47 Prozent der Deutschen bewerten ihren Schlaf im oberen Drittel, aber immerhin 15 Prozent sind wirklich sehr unzufrieden mit ihm.

Spannend ist der Vergleich der subjektiven Bewertung der Schlafqualität und der objektiven Messdaten mit dem Schlafsensor SE 80 SleepExpert. Die Menschen beurteilen ihren Schlaf subjektiv tendenziell besser und länger, als er tatsächlich ist. So schätzen die Deutschen ihre absolute Schlafdauer im Schnitt auf 6:54 Stunden, die objektive Messung mit dem Schlafsensor ergibt aber eine reine Schlafzeit von nur sechs Stunden (genau 359,92 Minuten). Das liegt unter anderem an nächtlichen Wachphasen, die nicht erinnert werden.

Die Umfrageteilnehmer bewerten ihre Schlafzufriedenheit auf der Zufriedenheitsskala von 0 (= gar nicht zufrieden) bis 10 (= sehr zufrieden) im Durchschnitt mit dem Wert 6,91. Dagegen hat der Total Sleep Score des Schlafsensors unter den Teilnehmern einen Mittelwert von 6,72 gemessen. Das ist deutlich darunter. Der Schlaf der Deutschen ist somit objektiv kürzer und schlechter, als sie subjektiv glauben.

Ein- und Durchschlafstörungen im Erwachsenenalter sind in der deutschen Erwachsenenbevölkerung stark verbreitet. Nach den Daten, die wir mit dem Schlafsensor SE 80 SleepExpert gemessen haben, benötigen 11,3 Prozent der Teilnehmer mehr als 40 Minuten Einschlafzeit und haben somit Einschlafprobleme. Mehr als acht Schlafunterbrechungen – dort beginnt die klinische Relevanz von Durchschlafstörungen – haben 30,5 Prozent der Teilnehmer.

Für deutliche Schlafprobleme spricht auch der schrumpfende Anteil an erholsamem Tiefschlaf. So beträgt der Anteil des Leichtschlafs am Gesamtschlaf laut Schlafsensor im Durchschnitt 63 Prozent. Laut Definition der American Association of Sleep Medicine (AASM) sollte der Anteil des Leichtschlafs 50 bis 60 Prozent sein. Dagegen liegen die Anteile des Tiefschlafs (17,2 Prozent) und REM-Traumschlafs (19,8 Prozent) unterhalb der Normwerte (von jeweils 20 bis 25 Prozent).

Welche Komponenten beeinflussen den Schlaf?

Am besten bewerten Schüler ihren Schlaf (7,7) und Menschen, die in Orten mit weniger als 5000 Einwohnern leben (7,6). Jüngere Leute (unter 30) und ältere (über 60) bewerten ihren Schlaf insgesamt besser (7,3 und 7,2) als Menschen zwischen 30 und 60 (6,6 bis 6,7). Zwischen Männern und Frauen gibt es keine allzu großen Unterschiede.

In kleinen Gemeinden unter 5000 Einwohnern schlafen die Menschen am besten (7,6). Je größer die Stadt, desto schlechter der Schlaf. In Deutschland gibt es, wie in allen Industrieländern, seit Langem einen Trend in größere Städte. Zuzugsstädte wie Berlin, München oder auch Köln platzen aus allen Nähten. Umgekehrt entvölkern sich, etwa in Teilen Ostdeutschlands, die ländlichen Gebiete. Vielleicht ist es gar keine so gute Idee, vom Land in die Großstadt zu ziehen?

In den kleineren Orten und Gemeinden wohnen im Schnitt ältere Menschen, da die jüngeren zumeist für Studium oder Beruf in die größeren Gemeinden und Städte ziehen. Ältere Männer und vor allem ältere Frauen schlafen gemäß ihrer subjektiven Einschätzung allerdings besser als die mittlere Altersgruppe. Diese Selektion könnte zum Teil erklä

In jüngeren Jahren schlafen wir aufgrund unserer noch robusten Biologie subjektiv und objektiv besser als im höheren Lebensalter. Am subjektiv schlechtesten schlafen wir während der Jahre der Berufstätigkeit, der Kindererziehung etc., weil hier die meisten Störfaktoren und der meiste Druck auf den Schlaf einwirken. Nach dem Ausstieg aus dem Arbeitsleben bewerten die Deutschen ihren Schlaf subjektiv deutlich besser als noch während der Berufstätigkeit, obwohl der Schlaf rein biopsychophysiologisch mit zunehmendem Alter objektiv schlechter wird. Wie gut oder wie schlecht wir schlafen, hat also viel mit unserer subjektiven Bewertung zu tun und damit, in welcher Lebensphase wir uns befinden.

ren, warum Dörfer bis 5000 Einwohner so gute Schlafwerte haben. Eine weitere Erklärung sind Lärm und Kühle. Besonders im Hochsommer laden sich die Häuser in der Stadt mit Wärme auf. Insgesamt beträgt der Temperaturunterschied zwischen Stadt und Dorf gut zwei Grad, genug, um sich auf den Schlaf auszuwirken. Denn Kühle ist gut für die Nachtruhe. Menschen, die bei offenem Fenster schlafen, sind eindeutig zufriedener mit ihrem Schlaf.

Immerhin 34 Prozent der Deutschen haben regelmäßig den Wunsch, mehr zu schlafen. Von denen, die mit ihrem Schlaf eher unzufrieden sind (die also Werte von 0 bis 6 angeben), äußern diesen Wunsch 60 Prozent. Jene, die sehr gut schlafen, haben nur selten das Gefühl, nicht genug geschlafen zu haben (12 Prozent). Schlafmangel ist eine wichtige Ursache für schlechten Schlaf – wir schlafen einfach zu wenig.

Ein Drittel der Deutschen bekommt also zu wenig Schlaf. Das hat nicht nur Gründe, die beim Einzelnen liegen, etwa weil er zu lange vor dem Fernseher sitzt – darauf gehen wir später noch näher ein. Es hat auch soziale Ursachen. 46 Prozent der Erwerbstätigen gehen keiner »regulären« Fünftagewoche nach, sondern arbeiten mittlerweile regelmäßig an Samstagen, Sonn- und Feiertagen, im Schicht-, Nacht- oder Bereitschaftsdienst. Von den Wochenendarbeitern klagen knapp 50 Prozent über zu wenig Schlaf. Sie bewerten ihre Schlafzufriedenheit mit nur 6,6 Punkten, lediglich die Schichtarbeiter liegen mit 6,4 Punkten noch schlechter.

31 Prozent der Deutschen klagen über Anlaufschwierigkeiten, wenn sie morgens aufstehen. Sie fühlen sich wie erschlagen oder haben keine Lust, den Weg ins Badezimmer anzutreten. Nur 19 Prozent sagen von sich, dass sie morgens topfit (Werte 9 und 10) sind, der Rest der Bevölkerung (50 Prozent) ordnet sich irgendwo dazwischen ein.

Die zunehmende Arbeitsbelastung schlägt sich aber auch hier nieder. 38 Pro-

30 Prozent der Deutschen nicken tagsüber oft oder gelegentlich ein. Das ist kein gutes Zeichen, das man nach dem Motto »der Büroschlaf ist der beste« als Zeitsouveränität der Arbeitnehmer einstufen könnte. Es ist eher ein Signal der Übermüdung aus beruflicher Überforderung, und häufig ist Tagesschläfrigkeit das führende Symptom qualitativer Schlafstörungen wie starkem Schnarchen, Schlafapnoe oder anderen organischen Problemen. Viele schwere Verkehrsunfälle gehen auf das Konto von Tagesschläfrigkeit. Produktivitätsausfälle, verlangsamte Reaktionszeiten und allgemeine Übermüdung am Arbeitsplatz führen zu erheblichen volkswirtschaftlichen Einbußen.

Abbildung 2 | **Wie fühlen Sie sich beim Aufwachen?**

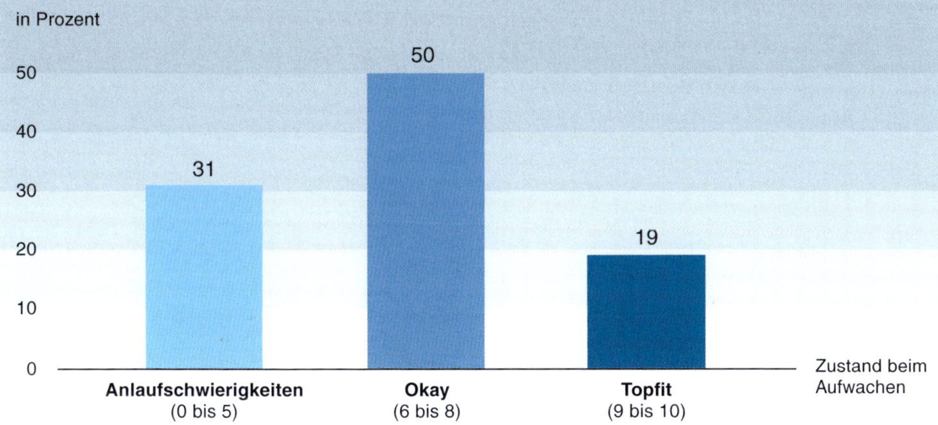

Quelle: Emnid 2016

31 Prozent der Deutschen klagen über Anlaufschwierigkeiten, wenn sie aufstehen. Nur 19 Prozent sagen von sich, dass sie morgens topfit sind.

zent der Berufstätigen klagen über Schlafmangel, während es bei den Nichtberufstätigen nur 28 Prozent sind. Gutverdiener wünschen sich sogar zu 49 Prozent mehr Schlaf. Diese Klage der Berufstätigen ist nachvollziehbar, denn sie schlafen im Durchschnitt nur 6:42 Stunden unter der Woche, während Nichtberufstätige immerhin 7:18 Stunden täglich schlafen. Das über die Werktage hinweg aufgebaute Schlafdefizit gleichen Teile der Berufstätigen am Wochenende aus, indem sie richtig ausschlafen.

Arbeitsstress ist die Hauptursache für gelegentlichen schlechten Schlaf in der erwerbstätigen Bevölkerung. Dem Stress bei der Arbeit geben 53 Prozent der vollzeitbeschäftigten Mütter die Hauptschuld für ihren schlechten Schlaf, so viele wie sonst keine Bevölkerungsgruppe. Würden wir die Geschwindigkeit im beruflichen Hamsterrad für uns alle reduzieren, hätten wir auch eine bessere Nachtruhe und kämen munterer aus den Federn.

Einen Teil der morgendlichen Anlaufschwierigkeiten kann man damit erklären, dass wir abends zu viel mit dem Smartphone herumspielen oder zu spät zu Abend essen. Auch andere individuelle Gründe – vom Alkohol bis zur Schlafapnoe – spielen hier eine wichtige Rolle.

Der Einfluss der Familie auf den Schlaf ist ambivalent. Es gibt fördernde und schädliche Faktoren. Verheiratete sind unzufriedener (6,8) mit ihrer

Kinder zwingen dem Schlaf der Eltern externe Taktungen auf, die es bei kinderlosen Konstellationen so nicht gibt. Wer weiß, dass er morgens um sechs Uhr rausmuss, hat einen ganz anderen Druck auf den Schlaf, als wenn er sich ohne feste Aufstehzeit ganz entspannt in Morpheus' Arme sinken lassen könnte. Bei den Berufstätigen ist das ähnlich. Der Schlaf der Nichtberufstätigen und Kinderlosen ist also weniger stark fremdbestimmt und wird dadurch entspannter.

Nachtruhe als Ledige (7,2), allerdings scheinen Geschiedene subjektiv am schlechtesten (6,6) zu schlafen. Mit Partner ist die Schlafzufriedenheit schlechter (6,8) als ohne Partner (7,2).

Ein Grund dafür ist das Schnarchen, das dem Bettgefährten im wahrsten Sinne des Wortes den Schlaf rauben kann. Immerhin sagen 44 Prozent, dass ihr Partner oft oder gelegentlich schnarcht, nur scheinen sich sehr viele damit abzufinden. Die Konsequenz, in getrennten Betten zu nächtigen, zieht nur ein kleiner Teil der Paare.

»Früh zu Bett und früh wieder auf, gibt gesunden Lebenslauf«

Bei Schlafdauer und den Schlafzeiten der Deutschen finden langsame, aber stetige Veränderungsprozesse statt. Aktuell schlafen wir im Schnitt 6:54 Stunden. Die effektive Schlafzeit der großen Mehrheit der Bevölkerung liegt somit zwischen sechs und acht Stunden. In unserer Studie geben 79,5 Prozent der Befragten eine subjektive Schlafdauer innerhalb dieses Zeitrahmens an. Das bedeutet einen leichten Rückgang verglichen mit den 81,6 Prozent der Bevölkerung, die in einer früheren Umfrage des Robert-Koch-Instituts, durchgeführt zwischen 2008 und 2011, eine Schlafzeit zwischen sechs und acht Stunden zu Protokoll gaben. Die Anzahl jener, die kürzer als sechs Stunden oder länger als acht Stunden schlafen, nimmt somit zu. Das Schlafverhalten »franst« also an den Rändern immer mehr aus, auch wenn es sich dabei um einen langsamen und kontinuierlichen Prozess handelt.

Wir haben anhand der Daten des Schlafsensors an einer Vergleichsgruppe mit 222 Teilnehmern gesehen, dass die objektive reine Schlafdauer nur sechs Stunden beträgt und somit deutlich kürzer ist als die subjektiv geäußerten 6:54 Stunden. Diesen objektiven Wert können wir leider nicht mit anderen Studien vergleichen, weil es keine so umfangreiche frühere Studie mit Schlafsensor gibt.

Ein Blick auf die Zubettgehzeiten bestätigt den Trend zur Individualisierung der Schlafzeiten. Im Schnitt gehen die Deutschen um 22:02 ins Bett,

Abbildung 3 | **Effektive Schlafdauer gestern und heute**

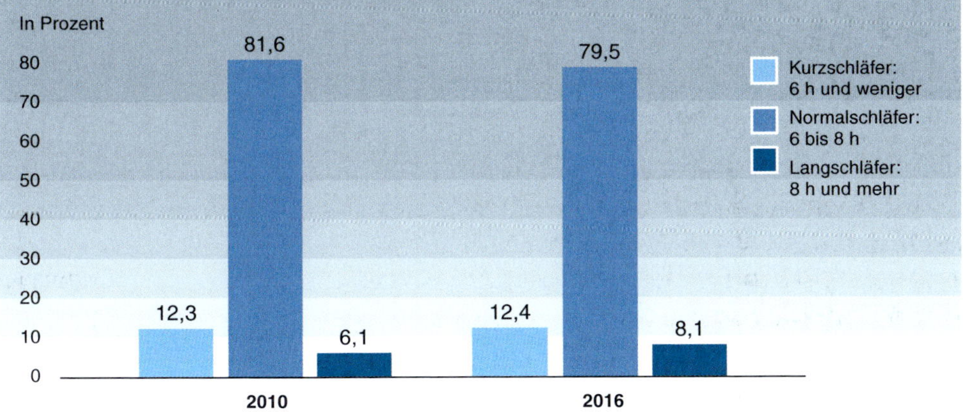

Quelle: DESG 2013 (2008–11); Emnid 2016

79,5 Prozent der Deutschen schlafen zwischen sechs und acht Stunden am Tag. Der Vergleich zu 2010 mit 81,6 Prozent zeigt, dass die Anzahl der Kurz- und Langschläfer zunimmt.

was noch nicht bedeutet, dass sie dann auch gleich einschlafen. Manche schauen fern, andere wälzen sich herum oder zählen Schäfchen.

90 Prozent aller Deutschen liegen unter der Woche vor Mitternacht in den Federn. 24 Prozent vor 22 Uhr, 39 Prozent zwischen 22 und 23 Uhr und 27 Prozent zwischen 23 und 0 Uhr. Am Wochenende ändert sich der Durchschnitt nur geringfügig, auch hier gehen noch 88 Prozent vor Mitternacht zu Bett.

Etwas beunruhigend ist, dass der Verbrauch von Schlafmitteln zunimmt. Zwar geben 91 Prozent der Befragten an, dass sie in den letzten vier Wochen keine Schlafmittel eingenommen haben. 2010 waren es aber gemäß den Daten der Robert-Koch-Studie noch 94,2 Prozent. Das hängt auch mit der zunehmenden Überalterung der Gesellschaft

26 Prozent jener Personen, die über eine schlechte Schlafzufriedenheit klagen, gehen nach Mitternacht ins Bett, während es bei denen mit überdurchschnittlich guter Schlafzufriedenheit nur 16 Prozent sind. Leider lässt sich allein aus diesem Befund nicht der Rat ableiten, dass man einfach früher ins Bett gehen sollte – dann würde man auch besser schlafen. So einfach ist es leider nicht. Dass Menschen mit Einschlafstörungen so lange aufbleiben, ist ja gerade das Symptom ihrer Schlafkrankheit. Sie können machen, was sie wollen, sie schlafen einfach nicht ein. Dennoch: Wer morgens früh rausmuss und seine sieben Stunden Schlaf braucht, der sollte nicht bis in die Puppen aufbleiben und Horrorfilme gucken. Beides beeinträchtigt seine Schlafqualität beträchtlich.

Warum wir schlafen

Unser Schlaf verändert sich mit dem Lebensalter. Verbringt ein Neugeborenes 16 von 24 Stunden pro Tag schlafend (und davon die Hälfte im Traum- bzw. REM-Schlaf), brauchen 14-Jährige noch acht bis neun Stunden Schlaf und 70-Jährige im Schnitt nur noch sechs bis sieben Stunden, wobei im Lauf des Lebens insbesondere der REM-Schlafanteil prozentual am meisten abnimmt.

Ab etwa dem zehnten Lebensjahr pendelt sich der »Monoblock-Nachtschlaf« ein. Ein Neugeborenes wechselt noch alle paar Stunden zwischen Wachen und Schlafen, und ein vierjähriges Kind braucht mindestens noch eine weitere Schlafphase am Tag.

Dass die meisten von uns – sofern sie durchschlafen können – nur eine lange Schlafphase nachts haben, ist neu. Noch vor 200 Jahren schlief man in Europa ganz anders. Die Nachtruhe verteilte sich auf mehrere einzelne Episoden, unterbrochen von kollektiven Wachphasen. Man musste die Kinder stillen, das Feuer nachlegen, man traf sich nachts um drei zum Essen, man redete, man ging wieder schlafen. Erst die Industrialisierung standardisierte die Zeit und die Arbeitsbedingungen und schuf den uns heute nur allzu bekannten starren Termindruck.

Schlaf ist Erholung. Der Blutdruck sinkt im erholsamen Schlaf im Schnitt um 10 bis 20 mmHG, und der Puls fällt auf Ruhewerte von meist 60 bis 70 Schläge pro Minute ab, damit auch unser ständig arbeitendes Herz für ein paar Stunden zumindest mal »einen Gang runterschalten« kann. Die Atmung verlangsamt sich. Unsere Gehirnnervenzellen feuern synchron in rhythmisch abwechselnden Phasen. Die Regeneration besteht darin, dass sämtliche Organe, Gewebe und Zellen rerhythmisiert werden. Geschädigte Zellen werden nachts repariert. Das Immunsystem schickt seine »Abwehrsoldaten« los. Ein- und Durchschlafstörungen führen deshalb häufig zu einer erhöhten Infektanfälligkeit.

Ohne Schlaf keine Leistung. Im Schlaf wird jede Menge des zellulären Haupttreibstoffs »Adenosintriphosphat« (ATP) gebildet. Wir werden müde, weil im Lauf des Tags viel ATP in unserem Körper abgebaut wurde und der ATP-Abbaustoff »Adenosin« im Blut ansteigt. Er ist einer unserer »Müdemacher«, der dem Organismus signalisiert, dass es Zeit wird, ins Bett zu gehen, um die ATP-Speicher wieder aufzufüllen. Koffein ist übrigens ein Gegenspieler des Adenosins, weshalb uns Kaffee zumindest kurzzeitig so schön wach machen kann.

Im Schlaf werden neue Gedächtnisinhalte abgespeichert, seelische Inhalte verarbeitet, neue Nervenfasern ausgebildet, neue »Kabel« verdrahtet. Gerade fürs Lernen brauchen wir Tiefschlaf und REM-Schlaf, und wenn wir durch Insomnie oder schlafbezogene Atmungsstörungen zu wenig davon bekommen, dann leiden unser Gedächtnis und unsere Konzentrationsfähigkeit.

Im Schlaf fällt unsere Körpertemperatur bis zu 1,5 Grad ab. Dies liegt vor allem an der gegenüber dem Wachzustand deutlich reduzierten Muskelaktivität. Im Wachzustand sind unsere Muskeln unsere Hauptwärmeproduzenten und sorgen so ständig für ein »angenehmes Innenraumklima« von ca. 37,5 Grad Celsius in unserem Körper. Im Schlaf sind aber fast alle unsere Muskeln stark entspannt und produzieren deshalb nicht mehr so viel Wärme. Deshalb brauchen wir nachts – außer vielleicht im Hochsommer – eine Bettdecke. Ohne sie würden wir zu sehr auskühlen. Die Gesamtenergieersparnis im Schlaf ist zwar rein rechnerisch nicht besonders groß, dennoch verschafft sie uns wahrscheinlich ein längeres Leben.

zusammen. Acht Prozent der Deutschen nehmen mindestens einmal pro Woche Schlafmittel ein, bei den über 60-Jährigen sind es 16 Prozent.

Abbildung 4 | Wann stehen Sie auf, wann gehen Sie ins Bett?

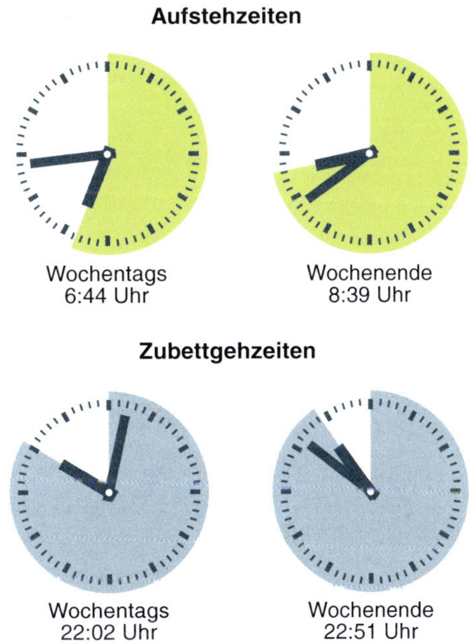
Aufstehzeiten
Wochentags
6:44 Uhr
Wochenende
8:39 Uhr
Zubettgehzeiten
Wochentags
22:02 Uhr
Wochenende
22:51 Uhr

Quelle: Emnid 2016

Unter der Woche sind die Deutschen früh auf den Beinen. Am Wochenende wird gewöhnlich erheblich später aufgestanden und der fehlende Schlaf nachgeholt.

Was machen die Deutschen, bevor sie das Licht löschen?

86 Prozent aller Deutschen gucken in der letzten Stunde vor Löschen des Lichts Fernsehen, 47 Prozent essen oder trinken noch etwas, 44 Prozent lesen ein Buch oder eine Zeitschrift. 43 Prozent benutzen ihr Smartphone, Tablet oder PC, und 20 Prozent der Bundesbürger beten vor dem Schlafgehen.

Während vor allem Personen zwischen 18 und 49 Jahren spätabends noch ihr Smartphone (Tablet, PC) benutzen (62 Prozent), sind es bei den über 60-Jährigen nur noch 10 Prozent. 35 Prozent der über 60-Jährigen beenden den Tag mit einem Gebet, während das nur 11 bis 14 Prozent aller jüngeren Jahrgänge tun. Je kleiner der Wohnort, desto weniger moderne Medien werden spätabends benutzt; je mehr Einwohner die Stadt hat, desto häufiger werden vor dem Schlafengehen Smartphone oder PC benutzt.

51 Prozent aller Deutschen erinnern sich an ihre Träume. Mit zunehmendem Lebensalter wird die Traumerinnerung etwas häufiger, was damit zusammenhängen mag, dass der Schlaf im Alter störanfälliger wird. Ob wir uns an Träume erinnern, hängt davon ab, in welchem Schlafstadium wir aufgewacht sind. REM-Schlaf-Träume sind emotionaler als solche in anderen Schlafphasen. Allerdings erinnern wir uns eher an Träume im Leichtschlaf, weshalb die Traumerinnerung auch ein Hinweis auf schlechten Schlaf sein kann. Auch Bluthochdruckpatienten haben einen schlechte-

Tabelle 1 | **Wer macht was vor dem Lichtlöschen?**

Aktivitäten	Anteil der Bevölkerung	Schlafzufriedenheit eher schlecht (0–6)	Schlafzufriedenheit eher gut (7–10)
Fernsehen schauen	86 %	92 %	84 %
Noch etwas essen oder trinken	47 %	57 %	39 %
Ein Buch oder eine Zeitschrift lesen	44 %	53 %	38 %
Smartphone, Tablet oder PC benutzen	43 %	51 %	33 %
Vor dem Einschlafen beten	20 %	23 %	19 %

Quelle: Emnid 2016

Je schlechter die Zufriedenheit mit dem Schlaf, desto mehr störende Aktivitäten vor dem Lichtlöschen. Fernsehen, Smartphone, Essen und Trinken und sogar die Nachtlektüre beeinträchtigen das Ein- und Durchschlafen.

Die Bildschirme aller modernen Fernseher, Smartphones und PCs emittieren energiereiches blauwelliges Licht, das abends und nachts die Ausschüttung des Dunkelheitshormons Melatonin stören kann. Manche Menschen sind dem gegenüber nicht so sensibel, andere schon. Bei Letzteren können Schlafstörungen schon alleine durch die zu späte Nutzung der Geräte ausgelöst oder verstärkt werden. Andererseits kann Alleinlebenden fehlender realer Sozialkontakt zumindest zum Teil durch Mediennutzung am Abend ersetzt werden, sodass es in manchen Fällen auch schlaffördernde Aspekte im Sinne von sozialer Sicherheit haben kann, moderne Medien zu nutzen.

ren Schlaf und eine höhere Traumerinnerung (58 Prozent).

Wie gut schlafen die Menschen in Bayern, Hessen oder Sachsen? Gibt es Regionen mit hohem Schlafmittelkonsum und solche mit niedrigem? Die Region kann schon einen großen Unterschied machen, weil Wetter, Klima und auch kulturelle Gewohnheiten, wie etwa der Alkoholkonsum, von Ort zu Ort recht unterschiedlich sind. Auf dem Dorf schläft man am besten, in der Großstadt am schlechtesten.

Der Norden schläft länger und besser als der Süden. An der Küste schlafen die Menschen im Schnitt 18 Minuten länger als in den Alpenregionen (7:06 zu 6:48 Stunden). Sie nicken viel seltener unfreiwillig tagsüber ein (27 zu 37 Prozent) und sie müssen auch weniger Schlaf nachholen (42 zu 49 Prozent). Die Süddeutschen klagen über mehr schlafraubenden Arbeitsstress (38 zu 30 Prozent), und das Wetter macht auch ihnen mehr zu schaffen als den Küstenbewohnern.

Der *Schlafatlas* hat die Schlafqualität in den deutschen Regionen ermittelt. Wo ist der Schlaf am besten, wo ist er am schlechtesten? Drei Kategorien gingen in das Regionen-Ranking ein: die subjektive Zufriedenheit mit dem Schlaf, der »Wunsch nach mehr Schlaf« und der Schlafmittelkonsum. Wir bilden daraus einen Score. Die Region mit dem höchsten Gesamtscore ist somit die Region mit der besten Schlafqualität.

Bremen gewinnt mit einem Gesamtscore von 80,7 Punkten. Die Bremer liegen unter anderem deshalb vorn, weil sie die höchste subjektive Zufriedenheit mit dem Schlaf in ganz Deutschland haben und weil nirgendwo so selten über Schlafmangel geklagt wird wie hier: Nur 33 Prozent der Bremer machen tagsüber ein Nickerchen im Vergleich zu 43 Prozent aller Deutschen. Berlin bildet das Schlusslicht mit einem Score von 68,5 Punkten – von maximal 100 möglichen. Auch das hat seine Gründe: Die Berliner stehen bei der Schlafzufriedenheit mit einem Wert von 6,54 an letzter Stelle. 14 Prozent von ihnen nennen finanzielle Sorgen als Grund für den schlechten Schlaf. Das ist der höchste Wert Deutschlands (Durchschnitt: 8 Prozent). Mit dem gesamten Regionen-Ranking beschäftigt sich das folgende Kapitel.

Methode

Für die Schlafstudie wurden insgesamt 3491 Deutsche über 18 Jahre repräsentativ im Zeitraum zwischen August und Oktober 2016 vom Forschungsinstitut Emnid befragt. An der Begleitstudie mit dem Schlafsensor SE 80 SleepExpert von Beurer nahmen insgesamt 222 Personen aus dieser Befragung zwischen September 2016 und Februar 2017 teil. Der Schlafsensor lieferte repräsentative Biosignal-Datensätze schlafrelevanter Parameter wie objektive Schlafdauer, Schlafphasenverteilung (Tiefschlaf, REM-Schlaf, Leichtschlaf), nächtliches Wachwerden, Herzfrequenz, Atemfrequenz. Jeder der 222 Teilnehmer hat mindestens fünf Nächte mit dem Schlafsensor SE 80 geschlafen. Die Daten werteten Dr. Michael Feld, Somnologe aus Köln, und Professor Peter Young, Direktor der Klinik für Schlafmedizin an der Universität Münster, mithilfe des Deutschen Instituts für Regenerations- und Schlafwissenschaften aus. Da die 222 Teilnehmer der Schlafsensormessung auch den Fragebogen beantworteten, war ein Vergleich subjektiver und objektiver Daten möglich. Dies ist die umfangreichste derartige Vergleichsstudie Deutschlands. Für das Regionen-Ranking wurden aus Gründen der Repräsentativität teilweise Daten (insgesamt 125.156 Befragte) des Sozioökonomischen Panels (SOEP) von 2008 bis 2014 zusätzlich zu den aktuellen Daten der Emnid-Umfrage verwendet.

Kurz und knapp

von Prof. Peter Young

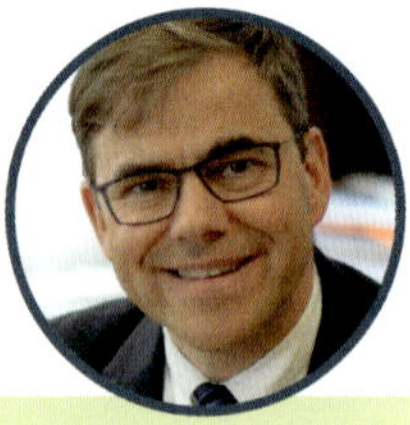

1 Der Norden schläft länger und besser als der Süden (18 Min.). Im Norden ist die Zufriedenheit mit dem Schlaf deutlich höher.

2 Innerhalb der deutschen Regionen gibt es erhebliche Unterschiede in der Schlafqualität und im Schlafverhalten. Während 43 Prozent der Bayern den »Wunsch nach mehr Schlaf« äußern, sind es nur 19 Prozent in Rheinland-Pfalz. Am zufriedensten mit dem Schlaf ist man in Bremen, am unzufriedensten in Berlin.

3 Die Deutschen sind zwar mit ihrem Schlaf zufrieden, es gibt aber Anzeichen für einen erheblichen Schlafmangel. 34 Prozent der Befragten haben regelmäßig den Wunsch, mehr zu schlafen, von den Managern sind es sogar 49 Prozent. 30 Prozent der Deutschen nicken tagsüber oft oder gelegentlich ein. Das sind Signale der Übermüdung.

4 Nur 19 Prozent sagen von sich, dass sie morgens topfit aus dem Bett hüpfen. Dagegen klagen 31 Prozent über erhebliche Anlaufschwierigkeiten. Für 28 Prozent der Deutschen ist Stress während der Arbeit der Hauptgrund für ihren schlechten Schlaf. Von Müttern in Vollzeitbeschäftigung sagen das 53 Prozent. Ein weiterer Grund ist, dass wir abends zu viel fernsehen oder das Smartphone nutzen.

5 Die Bevölkerung beurteilt ihren Schlaf subjektiv besser und länger, als er tatsächlich ist. So schätzen die Deutschen ihre absolute Schlafdauer im Schnitt auf 6:54 Stunden, die objektive Messung mit dem Schlafsensor SE 80 SleepExpert ergibt aber eine reine Schlafzeit von nur sechs Stunden.

6 Für deutliche Schlafprobleme spricht auch der schrumpfende Anteil an erholsamem Tiefschlaf. So beträgt der Anteil des Leichtschlafs am Gesamtschlaf laut Schlafsensor im Durchschnitt 63 Prozent. Die Schlafmedizin geht aber von einem »gesunden« Anteil des Leichtschlafs von 50 bis 60 Prozent aus. Dagegen liegen die Anteile des Tiefschlafs (17,2 Prozent) und REM-Schlafs (19,8 Prozent) unterhalb der Normwerte.

7 79,5 Prozent der Befragten geben eine subjektive Schlafdauer zwischen sechs und acht Stunden an. Die Anzahl jener, die kürzer als sechs Stunden oder länger als acht Stunden schlafen, hat gegenüber früher leicht zugenommen.

8 Die Familie ist kein Garant für guten Schlaf, sie behindert ihn sogar ein klein wenig: Mit Partner ist die Schlafzufriedenheit schlechter (6,8) als ohne Partner (7,2). Ein Grund dafür ist das Schnarchen des Partners, ein anderer die Kinder.

Expertentipps

von Dr. Michael Feld

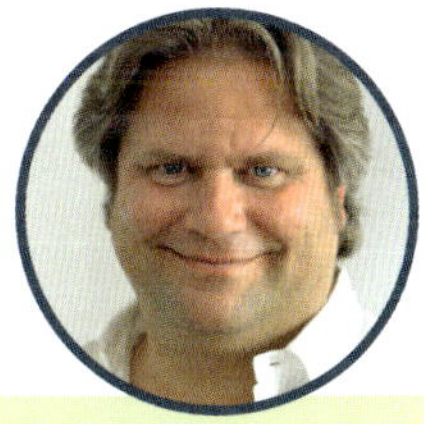

- Führen Sie ein »Abendritual« ein – die Seele will und braucht Regeln und Rituale, sonst hat sie keinen Halt.

- Sorgen Sie dafür, dass es in Ihrem Schlafzimmer dunkel genug, kühl genug (16 bis 20 Grad) und leise genug ist.

- Schauen Sie, dass Sie relativ konstante Zubettgeh- und Aufstehzeiten einhalten entsprechend Ihres Chronotyps.

- Das Schlafzimmer sollte eine ruhige, gemütliche und Geborgenheit spendende Atmosphäre haben. Nachts werden wir alle dünnhäutig und empfindlich und brauchen dann mehr Schutz.

- Achten Sie darauf, nicht zu sehr durch einen schnarchenden oder sich unruhig wälzenden Bettpartner gestört zu werden. Wenn's schlimm ist, schicken Sie ihn zum Arzt.

- Nehmen Sie am Abend keine schweren Mahlzeiten mehr zu sich. Wenn's geht, lassen Sie ein bis zwei Stunden Abstand zwischen Abendessen und Nachtruhe.

- Konsumieren Sie Alkohol nur in kleinen Mengen und am besten gar kein Nikotin. Beides stört und schädigt den Schlaf.

- Wenn Sie schlafsensibel sind, versuchen Sie, nach 15 Uhr keinen Kaffee oder Tee mehr zu trinken. Koffein hat eine Halbwertzeit von drei bis fünf Stunden. Wenn Sie also um 17 Uhr zwei Tassen Kaffee trinken, ist zwischen 20 und 22 Uhr noch die Hälfte des Koffeins im Blut.

- Sie sind zäher und robuster, als Sie denken. Sie halten eine Schlafstörung – so unangenehm sie auch sein mag – normalerweise auch Monate aus, ohne sofort schwer zu erkranken.

- Eine gewisse Zeit schlafen Sie nachts fast immer, auch wenn Sie Stein und Bein schwören, Sie würden gar nicht schlafen.

- Beachten Sie die unten genannte Dreierregel als Faustformel, ab wann Sie trotzdem zu einem Arzt gehen sollten, damit sich Ihre Schlafstörung nicht festsetzt: Gehen Sie dann zum Arzt, wenn Ihre Schlafstörung:
  - länger anhält als drei Wochen,
  - öfter als dreimal pro Woche auftritt,
  - und wenn Sie länger als drei Stunden pro Nacht wach liegen.

2

Wo schlafen die Deutschen am besten?

Neben dem »Wann«, »Wie viel« und »Wie tief« ist es durchaus nicht unerheblich, wo man schläft. Zusätzlich zur allseits bekannten These »Wie man sich bettet, so liegt man« wollen wir hier die Behauptung »Wo man wohnt, so schläft man auch« auf ihren Wahrheitsgehalt hin überprüfen. Nur die wenigsten Menschen werden zwar alleine deshalb in eine andere Gegend umziehen (können), weil sie an ihrem Wohnort bisher schlecht schlafen. Dennoch kommt der Gegend, in der wir wohnen, für den Schlaf eine wichtige Bedeutung zu.

Die meisten Menschen ziehen normalerweise dorthin, wo sie ihren Beruf ausüben, oder die Familie bezieht ein Häuschen am Stadtrand, weil es da grün ist, die Kinder auf der Straße spielen können und die Mieten günstiger sind als in der Innenstadt. Vielleicht kann eine laute Fernstraße vor dem Schlafzimmerfenster den Gedanken an einen Umzug nahelegen. Der erfolgt aber zumeist innerhalb des Wohnorts.

Wenn der nächste Umzug ansteht, sollten wir uns die Frage stellen: In welche Schlafregion ziehe ich denn da? Gibt es Regionen, die bezüglich Schlaf und Regeneration einfach besser sind als andere? Das betrifft nicht nur das lokale Wetter, sondern auch die Ortsgröße und andere Faktoren.

Wetter, Klima und die über viele Jahrhunderte kulturell eingebrannten Schlafgewohnheiten können schon einen Unterschied machen. Im internationalen Vergleich wird uns das schnell klar: Im heißen, sonnigen Spanien gehen die Menschen sehr spät zu Bett, im kühlen, dunkleren Dänemark deutlich früher. Ob in einer Region auf Pünktlichkeit Wert gelegt wird – und deshalb der Wecker den Schlaf diszipliniert –, ist dabei ein kultureller Faktor unter vielen, ein anderer die Trinkgewohnheiten oder heute der Durchdringungsgrad mit Smartphones, die gewöhnlich einen schlechten Einfluss auf den Schlaf haben. Wichtig ist auch die Größe der Stadt. Auf dem Dorf schläft man besser, in der Großstadt schlechter. Aus den vielen Faktoren ergeben sich so regionalspezifische Schlafgewohnheiten.

In Berlin gehen die Menschen im Durchschnitt am frühesten zu Bett (21:43), was mit der hohen Zahl älterer Personen dort zu tun haben kann, und in Nordrhein-Westfalen am spätesten (22:17). Der Unterschied beträgt immerhin 34 Minuten. In NRW ist man allerdings auch ziemlich frühmorgens wieder auf den Beinen: Um 6:37 klingelt dort unter der Woche der Wecker. Nur in Rheinland-Pfalz ist man noch früher dran: Um 6:35 kräht hier der Pfälzer Hahn. Also wird die Bäckereifachverkäuferin in NRW vermutlich eher das Geschäft aufsperren als ihre Kollegin in Schleswig-Holstein, wo im Schnitt erst um 6:58 das Bett verlassen wird – 23 Minuten später.

Solche und andere Unterschiede zwischen den Regionen sprechen für ein unterschiedliches Schlaf-Wach-Verhalten und auch für eine unterschiedliche Schlafqualität. Etwa die Bettzeiten: In Nordrhein-Westfalen verbringen die Leute 8:18 Stunden im Bett, sie haben damit die kürzeste Bettzeit aller Regionen – zumindest an den Wochentagen. Die Schleswig-Holsteiner

Abbildung 5 | **Wo die Frühaufsteher leben**

Wer geht wochentags am ehesten zu Bett?	
Berlin	21:43
Mecklenburg-Vorpommern	21:44
Bremen	21:45
Hamburg	21:45

Wer steht wochentags am frühesten auf?	
Rheinland-Pfalz	06:35
Nordrhein-Westfalen	06:37
Baden-Württemberg	06:39
Mecklenburg-Vorpommern	06:39

Quelle: Emnid 2016

Wo am ehesten zu Bett gegangen wird, wie in Berlin, wird aber noch lange nicht am frühesten aufgestanden.

Tabelle 2 | **Wie viel Zeit verbringen wir im Bett?**

	Bettzeit wochentags (Stunden)	Bettzeit Wochenende (Stunden)
Baden-Württemberg	8:26	9:29
Bayern	8:47	9:45
Berlin	9:03	10:10
Brandenburg	8:57	10:00
Bremen	9:00	9:00
Hamburg	9:01	9:50
Hessen	8:56	10:17
Mecklenburg-Vorpommern	8:55	9:47
Niedersachsen	8:46	9:54
Nordrhein-Westfalen	8:18	9:45
Rheinland-Pfalz	8:46	9:37
Saarland	8:37	9:56
Sachsen	8:51	9:54
Sachsen-Anhalt	8:47	9:43
Schleswig-Holstein	9:04	9:54
Thüringen	8:45	9:49

Quelle: Emnid 2016

Die kürzeste Bettzeit hat Nordrhein-Westfalen mit durchschnittlich 8:18 Stunden, während die Schleswig-Holsteiner es sich am längsten im Bett bequem machen.

machen sich es am längsten unter der Bettdecke bequem: Durchschnittlich 9:04 Stunden verbringen die Nordlichter unter der Woche in den Federn.

Weitere wichtige Unterschiede sind auch: Wie lange wird ferngesehen oder am Tablet/Smartphone/PC gespielt? Wie viel Alkohol wird abends noch getrunken, und werden Schlafmittel eingenommen etc.? Der *Schlafatlas* hat die Schlafqualität in den deutschen Regionen ermittelt. Wo ist der Schlaf am besten, wo ist er am schlechtesten? Grundlage ist die professionelle Befragung der Bevölkerung zu wichtigen Faktoren ihres Schlafverhaltens.

Mit unseren Daten lassen sich diese Fragen gut beantworten. Drei Komponenten sind für das Ranking der Schlafregionen ausschlaggebend:

1. Zufriedenheit mit dem Schlaf. Hier bewerteten die Deutschen auf einer Skala von 0 (= gar nicht zufrieden) bis 10 (= sehr zufrieden) ihre subjektive Schlafzufriedenheit innerhalb der letzten vier Wochen. Um jahreszeitliche Schwankungen zu berücksichtigen und eine ausreichende Repräsentativität für die Regionen herzustellen, haben wir hier zusätzlich zu den aktuellen Daten der Emnid-Umfrage den umfangreichen Datenbestand (insgesamt 125.156 Befragte) des Sozioökonomischen Panels (SOEP) von 2008 bis 2014 herangezogen. Damit sind die Ergebnisse sehr robust.

2. Schlafmangel. Der Schlaf kann zwar dem eigenen Empfinden nach qualitativ gut sein, aber reicht er quantitativ – stundenmäßig – auch aus? Ein Drittel der Deutschen klagt in unserer Umfrage über zu wenig Schlaf. In manchen Regionen, wie etwa Bayern, ist der Wunsch nach mehr Nachtruhe ausgeprägter als in anderen. Für die Beurteilung von Schlaf ist es unabdingbar, die Schlafdauer zu berücksichtigen: hier in Form des Schlafmangels, den die Betroffenen äußern. Datengrundlage ist die aktuelle Emnid-Umfrage.

3. Verbrauch an Schlafmitteln. Ein hoher Schlafmittelkonsum ist ein Zeichen für eine schlechte Schlafqualität. Wer Schlafmittel einnimmt, tut dies in aller Regel, um besser ein- und/oder durchzuschlafen. Theoretisch könnte eine Region mit hohem Schlafmittelkonsum deshalb bei der Schlafzufriedenheit besser abschneiden als eine Region, die kaum auf Schlummerpillen zurückgreift. Datengrundlage ist die aktuelle Emnid-Umfrage.

Diese drei Kategorien für die Schlafqualität eines Bundeslandes gehen in das Regionen-Ranking ein. Ähnliche Kriterien legt auch die Studie zur Gesundheit Erwachsener in Deutschland (DEGS) des Robert-Koch-Instituts an die Schlafgesundheit an: Dauer und Qualität des Schlafs, Schlafmittelkonsum sowie Schlafdefizite und Tagesmüdigkeit. Wir bilden aus diesen drei Kriterien einen Score. Dabei gilt: A): Je höher die subjektive Zufriedenheit mit dem Schlaf, desto höher der Punktwert. B): Je seltener der »Wunsch nach mehr Schlaf« geäußert wird, desto höher der Punktwert. C): Je niedriger der Schlafmittelkonsum, desto mehr Punkte gibt es. Die Region mit dem höchsten Gesamtscore ist somit die Region mit der besten Schlafqualität.

Hier das Ergebnis: Bremen gewinnt mit einem Gesamtscore von 80,7 Punkten vor Rheinland-Pfalz (79,2) und dem Saarland (79,1). Ganz dicht dahinter, auf Platz 4, liegt Hamburg mit 79 Punkten. In diesen Regionen ist die Schlafzufriedenheit besonders hoch, man erfreut sich dort auch an genügend Schlaf, und der Schlafmittelverbrauch ist unterdurchschnittlich.

Das Mittelfeld ab Platz 5 beginnt mit Hessen (76,9 Punkte). Auf Platz 6 liegt Schleswig-Holstein (76,7), gefolgt vom ersten ostdeutschen Bundesland Sachsen (76,2) und dann mit etwas Abstand Niedersachsen (75), Baden-Württemberg (73,2) und Thüringen (72,8). Die Regionen, in denen unterdurchschnittlich gut geschlafen wird, sind das große Bundesland NRW (71,8) gefolgt von Mecklenburg-Vorpommern (71,4), Brandenburg (69,5) und Bayern (68,8), das nur den 14. Platz belegt, Sachsen-Anhalt (68,7) und als Schlusslicht Berlin (68,5), wo man offenbar ganz schlecht schläft.

Die ostdeutschen Regionen schneiden insgesamt etwas schlechter ab als die westdeutschen. Aber mit Bayern und NRW im unteren Mittelfeld liegen zwei große westdeutsche Bundesländer doch klar hinter ostdeutschen Regionen wie Sachsen und Thüringen. Die Lage ist also differenziert, und wir werden in den Beschreibungen der einzelnen Regionen prägnante Unterschiede herausstellen. Die Ostdeutschen haben generell eine eher schlechtere Zufriedenheit mit ihrem Schlaf, aber sie klagen weniger über Schlafmangel, und ihr Schlafmittelkonsum ist unterdurchschnittlich. Die westdeutschen Regionen schneiden vor allem bei der Schlafzufriedenheit besser ab.

Die Ostdeutschen sind übrigens längst nicht mehr die Frühaufsteher, als die sie von den Westdeutschen nach der Wende wahrgenommen worden waren. Bis sieben Uhr in der Früh sind unter der Woche bereits 55 Prozent der Westdeutschen und 53 Prozent der Ostdeutschen auf den Beinen. Der Unterschied ist nur marginal. Aber als »Land der Frühaufsteher«, wie sich vor Jahren einmal Sachsen-Anhalt in seiner Standortwerbung bezeichnete, kann man heute von Ostdeutschland nicht mehr reden. Die Bett- und Schlafzeiten haben sich angepasst, auch am Wochenende. Die Unterschiede zwischen den einzelnen Regionen sind größer als die zwischen Ost und West.

Im Norden wird deutlich länger und besser geschlafen als im Süden. An der Küste liegt die Zufriedenheit mit dem Schlaf deutlich höher als in den Alpenregionen, wo wiederum der Schlafmittelkonsum höher ist. An der Küste schlafen die Menschen im Schnitt 7:06 Stunden, in den Alpenregionen sind es nur 6:48 Stunden. Dort holen 49 Prozent der Menschen tagsüber etwas Schlaf nach (42 Prozent an der Küste). Unfreiwillig nicken in den Alpen 37 Prozent ein, an der Küste sind es nur 27 Prozent.

Tabelle 3 | **Regionen-Ranking: So schläft Deutschland**

	Gesamtscore	Schlaf-zufriedenheit	Schlaf-mangel	Schlafmittel-verbrauch
1. Bremen	80,7	✶✶✶ (grün)	✶✶ (gelb)	✶ (grün)
2. Rheinland-Pfalz	79,2	✶✶ (gelb)	✶ (grün)	✶ (grün)
3. Saarland	79,1	✶✶✶ (grün)	✶✶ (gelb)	✶✶ (gelb)
4. Hamburg	79,0	✶✶✶ (grün)	✶ (grün)	✶✶ (gelb)
5. Hessen	76,9	✶✶✶ (grün)	✶✶ (gelb)	✶✶ (gelb)
6. Schleswig-Holstein	76,7	✶✶✶ (grün)	✶✶ (gelb)	✶✶ (gelb)
7. Sachsen	76,2	✶✶ (gelb)	✶ (grün)	✶ (grün)
8. Niedersachsen	75,0	✶✶ (gelb)	✶ (grün)	✶✶ (gelb)
9. Baden-Württemberg	73,2	✶✶✶ (grün)	✶✶✶ (rot)	✶✶✶ (rot)
10. Thüringen	72,8	✶✶ (gelb)	✶✶ (gelb)	✶ (grün)
11. Nordrhein-Westfalen	71,8	✶✶ (gelb)	✶✶✶ (rot)	✶✶✶ (rot)
12. Mecklenburg-Vorpommern	71,4	✶ (rot)	✶✶ (gelb)	✶ (grün)
13. Brandenburg	69,5	✶ (rot)	✶✶ (gelb)	✶✶ (gelb)
14. Bayern	68,8	✶✶ (gelb)	✶✶✶ (rot)	✶✶✶ (rot)
15. Sachsen-Anhalt	68,7	✶ (rot)	✶ (grün)	✶✶ (gelb)
16. Berlin	68,5	✶ (rot)	✶ (grün)	✶✶ (gelb)

✶✶✶: überdurchschnittlich
✶✶: durchschnittlich
✶: unterdurchschnittlich

Grün: gute Werte
Rot: schlechte Werte
Gelb: durchschnittliche Werte

Schlafzufriedenheit: Eine überdurchschnittliche Schlafzufriedenheit ist positiv.
Schlafmangel: Ein überdurchschnittlicher Schlafmangel ist negativ.
Schlafmittelverbrauch: Ein überdurchschnittlicher Schlafmittelkonsum ist negativ.

Es können maximal 100 Punkte erzielt werden. Gewichtung:
- 70 Prozent Schlafzufriedenheit,
- 20 Prozent Schlafmangel,
- 10 Prozent verschreibungspflichtiger Schlafmittelkonsum.

Quelle: Emnid Umfrage 2016; SOEP 2008–2011

Am besten schlafen die Bremer, deren Schlafzufriedenheit am höchsten ist: Sie klagen selten über Schlafmangel und konsumieren Schlafmittel nur unterdurchschnittlich. Berlin bildet das Schlusslicht mit einem Score von 68,5 Punkten – von maximal 100 möglichen.

1. Bremen

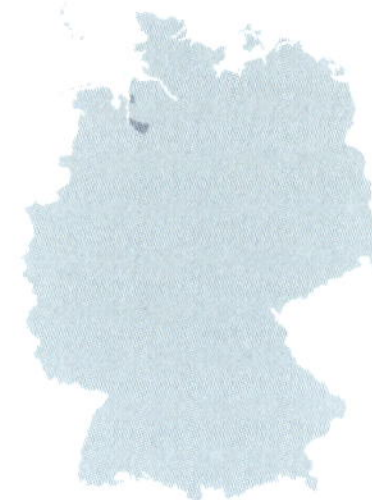

80,7 Punkte

Die subjektive Schlafzufriedenheit ist in Bremen am größten. Sie liegt auf einer Skala von 0 (= gar nicht zufrieden) bis 10 (= sehr zufrieden) bei 7,17. Da dieser Wert für die Bewertung der Schlafqualität besonders wichtig ist, hat er Bremen ganz nach vorn gebracht. Hier werden auch wenig Schlafmittel konsumiert: 94 Prozent kamen in den letzten vier Wochen ohne Schlafmittel aus (Bundesdurchschnitt: 91 Prozent). Leicht unter dem Durchschnitt liegt auch der Wunsch nach mehr Schlaf: Nur 30 Prozent der Bremer haben regelmäßig das Bedürfnis, mehr zu schlafen. Bundesweit sind es 34 Prozent. Ein absichtliches Schläfchen tagsüber gönnen sich die Bremer relativ selten: Während 43 Prozent der Deutschen sagen, dass sie tagsüber ein Nickerchen machen, sind es in Bremen nur 33 Prozent. Das ist der niedrigste Wert in ganz Deutschland.

Auch das eher unfreiwillige Einnicken am Tag passiert den Bremern von allen Deutschen am seltensten: 82 Prozent sagen von sich, dass sie so gut wie nie einnicken. Im Schnitt liegt dieser Wert deutschlandweit bei 69 Prozent. Aus der Schlafforschung wissen wir, dass das plötzliche Einnicken und das Mittagsschläfchen in den Industrieländern Zeichen für Schlafmangel sind. Die Bremer haben eine leicht überdurchschnittliche reine Schlafdauer von 7:06 Stunden – im bundesweiten Durchschnitt sind es 6:54 Stunden.

In der letzten Stunde vor dem Lichtlöschen sind die Bremer diszipliniert. Sie sehen weniger fern, sie lesen weniger oft ein Buch – nur 35 Prozent im Vergleich zu 44 Prozent im Durchschnitt. Auch das Smartphone kommt deutlich seltener zum Einsatz, nur 34 Prozent nutzen es im Vergleich zum Durchschnitt von 43 Prozent. Dem Schlaf förderlich ist auch, dass die Bremer vor dem Schlafen selten noch essen (39 gegenüber 47 Prozent).

Wenn man in Bremen mal schlecht schläft, dann geben 30 Prozent gesundheitliche Probleme an gegenüber 24 Prozent in Gesamtdeutschland. Am meisten leiden die Bremer unter dem Schnarchen des Partners. 53 Prozent klagen darüber (nur 44 Prozent bundesweit). Schwere Schlaferkran-

Tabelle 4 | **Die wichtigsten Daten**	**Bremen**	Deutschland
Zubettgehzeit	**21:45**	22:02
Aufstehzeit	**6:45**	6:44
Schlafdauer	**7:06**	6:54
Zufriedenheit mit dem Schlaf (Punkte)	**7,17**	6,91
Wunsch nach mehr Schlaf in %	**30**	34
Keine Schlafmittel in %	**94**	91

Quelle: Emnid 2016

Bemerkenswert

- Höchste subjektive Zufriedenheit mit dem Schlaf in ganz Deutschland.
- Nirgendwo wird so selten über Schlafmangel geklagt. Nur 33 Prozent der Bremer machen tagsüber ein Nickerchen, aber 43 Prozent im Bundesdurchschnitt.
- Nirgendwo ist die Schlafapnoe so selten wie in Bremen: 84 Prozent sagen, dass sie völlig frei von dieser Schlafstörung sind, im Vergleich zu 77 Prozent bundesweit.
- 51 Prozent der Bremer geben an, durch den Vollmond im Schlaf beeinflusst zu werden. Im deutschen Durchschnitt sind es nur 38 Prozent.
- Lediglich 9 Prozent können sich an ihre Träume erinnern – in ganz Deutschland tun dies immerhin 15 Prozent.

kungen wie Schlafapnoe plagen die Einwohner der Hansestadt bemerkenswert weniger. 84 Prozent sagen, dass sie völlig frei davon sind, im Vergleich zu 77 Prozent bundesweit. Das ist der höchste Wert in Deutschland.

Stress bei der Arbeit stört den Schlaf hier selten (22 Prozent in Bremen gegenüber 28 Prozent in Gesamtdeutschland). Finanzielle Sorgen quälen die Bremer auch nicht – nur 6 Prozent gegenüber 8 Prozent bundesweit.

Keine andere Region fühlt sich durch den Vollmond im Schlaf derart stark beeinflusst. 51 Prozent geben das an, während der Durchschnitt nur 38 Prozent beträgt. Lediglich 9 Prozent können sich an ihre Träume erinnern – in ganz Deutschland tun dies immerhin 15 Prozent. Das spricht für einen tiefen und entspannten Schlaf, denn an Träume erinnert man sich am besten, wenn man aus ihnen geweckt wird, was bei leichtem Schlaf eher passiert als bei tiefem.

2. Rheinland-Pfalz

79,2 Punkte

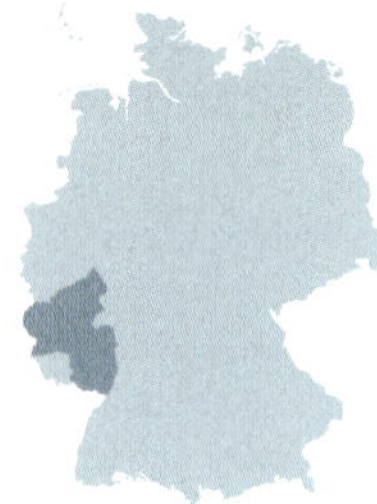

In Rheinland-Pfalz ist die Zufriedenheit mit dem Schlaf zwar nur durchschnittlich mit einem Wert von 6,92 (bundesweit 6,91). Bei den anderen zentralen Kategorien schneidet das Land allerdings hervorragend ab: Nur 19 Prozent der Pfälzer haben regelmäßig das Bedürfnis, mehr zu schlafen. Das ist der mit Abstand niedrigste Wert in Deutschland (34 Prozent).

Nach dem Aufwachen fühlen sich die Rheinland-Pfälzer sehr gut. Der Wert liegt bei 7,3 und ist damit der beste in ganz Deutschland (6,6). Das liegt vor allem daran, dass sich kaum einer beim Aufstehen »wie erschlagen« fühlt. Lediglich 7 Prozent klagen über morgendliche Anlaufschwierigkeiten, während dies bundesweit 31 Prozent tun. Spitze sind die Rheinland-Pfälzer auch beim Schlafmittelkonsum. Stolze 97 Prozent behaupten von sich, nie in den letzten vier Wochen zu Schlaftabletten oder Ähnlichem gegriffen zu haben. Der bundesdeutsche Durchschnitt liegt bei 91 Prozent.

Ein Schläfchen tagsüber gönnen sie sich relativ selten: Während 43 Prozent der Deutschen angeben, dass sie tagsüber ein Nickerchen machen, sind es in Rheinland-Pfalz nur 36 Prozent. Das Einnicken am Tag passiert den Rheinland-Pfälzern am seltensten: 82 Prozent sagen von sich, dass sie so gut wie nie einnicken. Im Schnitt liegt dieser Wert in Deutschland bei 69 Prozent. Da das Mittagsschläfchen in westlichen Industrienationen, die keine Siesta-Kultur aufweisen, ein Zeichen für nächtlichen Schlafmangel ist, zeigen diese Zahlen, dass die Rheinland-Pfälzer tatsächlich ausreichend Schlaf haben. Das zeigt auch die reine Schlafdauer, die hier mit 7:12 Stunden am längsten ist – im Durchschnitt beträgt sie nur 6:54 Stunden.

Die Aktivitäten in der letzten Stunde vor dem Lichtlöschen sind in Rheinland-Pfalz an zwei Stellen bemerkenswert: Die Rheinland-Pfälzer sehen am wenigsten fern von allen Deutschen – nur 81 Prozent tun dies im Unterschied zu 86 Prozent deutschlandweit. Und sie nutzen auch das Smartphone am seltensten: Nur 29 Prozent gebrauchen es im Vergleich zu 43 Prozent im Bundesdurchschnitt. Beide, Fernseher und Smartphones

Tabelle 5 | **Die wichtigsten Daten**	**Rheinland-Pfalz**	Deutschland
Zubettgehzeit	**21:49**	22:02
Aufstehzeit	**6:35**	6:44
Schlafdauer	**7:12**	6:54
Zufriedenheit mit dem Schlaf (Punkte)	**6,92**	6,91
Wunsch nach mehr Schlaf in %	**19**	34
Keine Schlafmittel in %	**97**	91

Quelle: Emnid 2016

Bemerkenswert

- Die Rheinland-Pfälzer sind ausgeschlafen: Nur 19 Prozent haben regelmäßig das Bedürfnis, mehr zu schlafen. Das ist der niedrigste Wert in Deutschland (34 Prozent).
- Keiner fühlt sich nach dem Aufwachen so fit. Der Wert liegt bei 7,3 und ist damit der beste in ganz Deutschland (6,6).
- Lediglich 7 Prozent klagen über morgendliche Anlaufschwierigkeiten, während dies bundesweit 31 Prozent tun.
- Die Rheinland-Pfälzer haben den niedrigsten Schlafmittelkonsum in Deutschland. 97 Prozent haben in den letzten vier Wochen kein Schlafmittel eingenommen (Bundesdurchschnitt 91 Prozent).
- Nur 18 Prozent sagen, dass sie gelegentlich mal einnicken. Bundesweit tun dies 30 Prozent.
- Die längste Schlafdauer: 7:12 Stunden schlafen die Pfälzer (der Bundesdurchschnitt beträgt 6:54 Stunden).
- Rheinland-Pfalz ist die Region mit den wenigsten Schnarchern: Die Frage, ob ihr Partner schnarcht, bejahen nur 27 Prozent – gegenüber bundesweit 44 Prozent.

(sowie auch PC-Monitore), strahlen aufgrund ihrer technischen Bauweise einen erhöhten Anteil energiereichen, aktivierenden blauwelligen Lichts ab und stören so die fürs Einschlafen wichtige Melatoninproduktion. Der Körper schüttet deshalb einfach zu wenig Schlafhormon aus.

Auch beim Essen machen die Rheinland-Pfälzer alles richtig: Sie essen unterdurchschnittlich häufig vor dem Einschlafen: nur 34 Prozent gegenüber 47 Prozent im Durchschnitt.

Von einem Schlafstörenfried werden die Rheinland-Pfälzer so selten wie nie heimgesucht: vom Schnarchen. Die Frage, ob ihr Partner schnarcht, bejahen nur 27 Prozent – gegenüber bundesweit 44 Prozent.

3. Saarland

79,1 Punkte

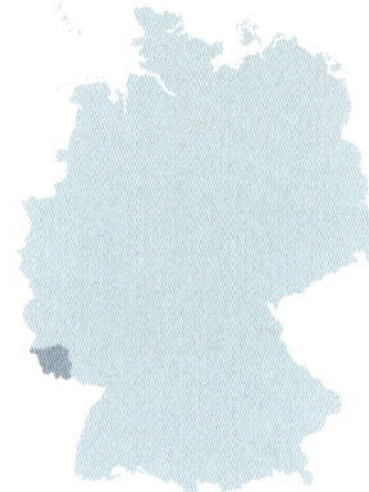

Gleich nach Rheinland-Pfalz kommt mit nur geringem Punktescore-Abstand das Saarland. Die Zufriedenheit mit dem Schlaf ist im Saarland sehr hoch und hat den Wert 7,16 – das ist der zweithöchste. Die Saarländer machen also etwas aus ihrer Schlafzeit. Dieser Wert ist für das Ranking ausschlaggebend. Bei der Frage, ob sie sich tagsüber ein Nickerchen genehmigen, bestätigen die Saarländer ihre hohe Schlafzufriedenheit: Nur 41 Prozent schlafen auch mal tagsüber – bundesweit sind es 43 Prozent.

In der zweiten Kategorie, dem Wunsch nach mehr Schlaf, liegt das Saarland allerdings nur im Durchschnitt. 31 Prozent haben regelmäßig das Bedürfnis, mehr zu schlafen. Deutschlandweit sind es 34 Prozent. Auch die Schlafdauer liegt im Saarland mit 6:54 Stunden genau im Durchschnitt. Ebenso verhält es sich mit dem Zustand nach dem Aufwachen: Es gibt wenige, die »topfit« sind, aber auch nur wenige, die sich »ermattet« fühlen – der saarländische Mittelwert von 6,8 liegt über dem Bundesdurchschnitt von 6,6.

Bei Schlafmitteln liegen die Saarländer im Durchschnitt. 9 Prozent sagen, dass sie innerhalb der letzten vier Wochen verschreibungspflichtige Schlafmittel zu sich genommen haben.

Bei den Tätigkeiten vor dem Schlafengehen sind die Saarländer unterdurchschnittlich aktiv, was dem Schlaf sicherlich förderlich ist. Sie sehen ein bisschen weniger fern (81 Prozent) als der Durchschnitt. Sie beten gern (21 Prozent) und haben für ihre Kinder Zubettgehrituale: 37 Prozent der Saarländer sagen das im Vergleich zu 27 Prozent bundesweit. 28 Prozent singen ihren Kindern regelmäßig Schlaflieder vor. Damit sind sie in Deutschland spitze.

Drei Besonderheiten der Saarländer sollen noch erwähnt werden:

23 Prozent sagen von sich, dass sie oft schnarchen – das ist der höchste gesamtdeutsche Wert (Durchschnitt: 17 Prozent). Und mit 25 Prozent behaupten auch nirgendwo so wenige, dass sie nie schnarchen (Durchschnitt: 33 Prozent).

Tabelle 6 | **Die wichtigsten Daten**	**Saarland**	Deutschland
Zubettgehzeit	**22:04**	22:02
Aufstehzeit	**6:41**	6:44
Schlafdauer	**6:54**	6:54
Zufriedenheit mit dem Schlaf (Punkte)	**7,16**	6,91
Wunsch nach mehr Schlaf in %	**31**	34
Keine Schlafmittel in %	**91**	91

Quelle: Emnid 2016

Bemerkenswert

- Das Saarland hat die zweithöchste Zufriedenheit mit dem Schlaf in Deutschland.
- 28 Prozent der Saarländer singen ihren Kindern regelmäßig Schlaflieder vor. Damit sind sie (zusammen mit Brandenburg) in Deutschland spitze.
- 23 Prozent sagen von sich, dass sie oft schnarchen – das ist der höchste gesamtdeutsche Wert (Durchschnitt: 17 Prozent).
- Vom Raumklima meinen 41 Prozent der Saarländer, dass es ihren Schlaf beeinflusst – gegenüber bundesweit 45 Prozent. Das ist der geringste deutsche Wert.

Nirgendwo wird so selten nackt geschlafen (6 Prozent gegenüber bundesweit 10 Prozent) und so häufig im Schlafanzug/Nachthemd (70 Prozent gegenüber bundesweit 63 Prozent) wie im Saarland.

Vom Raumklima meinen 41 Prozent der Saarländer, dass es ihren Schlaf beeinflusst – gegenüber bundesweit 45 Prozent. Das ist der geringste deutsche Wert.

4. Hamburg

79,0 Punkte

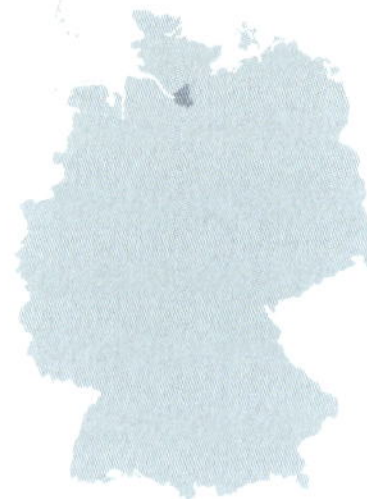

Mit 79,0 Punkten verpasst Hamburg knapp das Siegertreppchen. In puncto Schlafzufriedenheit belegt die Hansestadt den dritten Platz, und auch der Wunsch nach mehr Schlaf spiegelt diese allgemeine Zufriedenheit wider: Nur rund 23 Prozent würden gerne mehr schlafen wollen. Verglichen mit dem Durchschnitt von 34 Prozent ist dieser Wert mehr als zufriedenstellend. Die Hamburger schlafen 7:06 Stunden im Schnitt und liegen damit etwas über dem Bundesdurchschnitt von 6:54 Stunden. Tagsüber fühlen sich Hamburgs Bewohner fit, denn nur 20 Prozent nicken unfreiwillig ein. Damit liegen sie 10 Prozentpunkte unter dem Schnitt. Auch ein freiwilliges Nickerchen gönnen sich nur knapp 38 Prozent, während im Durchschnitt 43 Prozent der Bevölkerung sich mal gerne hinlegen.

Was die Schlafkultur angeht, so zeichnet dieses Bundesland Folgendes aus: Nirgendwo wird mehr als hier auf ein gemeinsames Eltern-Kind-Zubettgehritual geachtet. 26 Prozent der Hamburger zelebrieren es, während der durchschnittliche Wert bei 14 Prozent liegt. Auch begeben sich nirgendwo mehr Menschen nackt (17 Prozent) ins Bett. Und besonders gerne schlafen die Menschen an der Alster mit geschlossenen Fenstern. 47 Prozent sind es, und das ist der höchste Wert in der Bundesrepublik.

Positiv werden in Hamburg sportliche Aktivitäten vor dem Schlafengehen bewertet: Rund 49 Prozent bestätigen einen besseren Schlaf, wenn sie sich körperlich betätigt haben, während der Durchschnitt bei 37 Prozent liegt. Gesundheitliche Probleme scheinen mit 19 Prozent den kleinsten Einfluss auf den Schlaf auszuüben, während der hohe abendliche Kaffeekonsum mit 14 Prozent eine sehr negative Wirkung hat.

Der Verzicht auf Schlafmittel liegt mit 91 Prozent genau im Durchschnitt, und auch von Albträumen werden die Menschen hier nicht gequält. Allerdings geben viele Hamburger an, an Schlafapnoe zu leiden, und liegen mit 13 Prozent am höchsten über dem Durchschnitt (9 Prozent).

Tabelle 7 | **Die wichtigsten Daten**	**Hamburg**	Deutschland
Zubettgehzeit	**21:45**	22:02
Aufstehzeit	**6:46**	6:44
Schlafdauer	**7:06**	6:54
Zufriedenheit mit dem Schlaf (Punkte)	**7,04**	6,91
Wunsch nach mehr Schlaf in %	**23**	34
Keine Schlafmittel in %	**91**	91

Quelle: Emnid 2016

Bemerkenswert

- Die Hamburger sind ausgeschlafen: Nur 20 Prozent nicken tagsüber unfreiwillig ein (Bundesdurchschnitt 30 Prozent).
- Nur 23 Prozent würden gerne mehr schlafen wollen (Durchschnitt bundesweit 34 Prozent).
- Dritthöchste Schlafzufriedenheit in Deutschland (7,04 Punkte).
- Höchster Wert von an Schlafapnoe Erkrankten (13 Prozent) – der Durchschnitt beträgt nur 9 Prozent.
- Nirgendwo wird mehr auf ein gemeinsames Eltern-Kind-Zubettgehritual geachtet (26 Prozent gegenüber bundesweit 14 Prozent).
- Sehr hoher abendlicher Kaffeekonsum mit 14 Prozent (bundesweit 11 Prozent).

Positiv bleibt noch zu erwähnen, dass die Werte für das eigene Schnarchen wie auch für das des Partners günstig sind: 52 Prozent schnarchen nie oder so gut wie nie (bundesweit 43 Prozent), und der Partner schnarcht seltener als im Bundesdurchschnitt (nie oder so gut wie nie: 61 zu 55 Prozent).

5. Hessen

76,9 Punkte

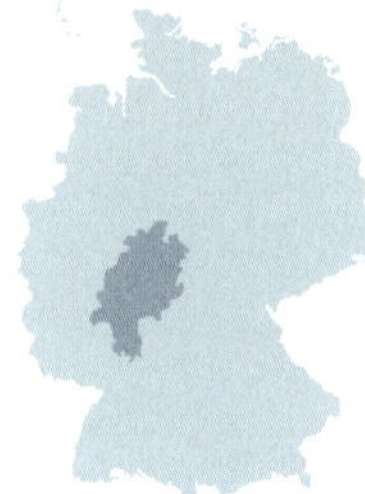

Hessen hat es unter die Top 5 des Regionen-Rankings geschafft. Die Hessen schlafen also überdurchschnittlich gut. Ihre allgemeine Zufriedenheit mit dem Schlaf hat den Wert 7,0.

Die Schlafdauer ist mit 7:00 Stunden leicht überdurchschnittlich (Bundesdurchschnitt 6:54 Stunden), und der Wunsch nach mehr Schlaf ist nur schwach ausgeprägt: Nur 29 Prozent wollen länger schlafen, während in der Gesamtbevölkerung 34 Prozent diesen Wunsch äußern. Morgens fühlt sich der Hesse gewöhnlich fitter (Note 6,9) als der durchschnittliche Deutsche (6,6), und er bleibt auch tagsüber munter: 51 Prozent der Befragten geben an, niemals einzunicken. Was den Mittagsschlaf angeht, bleiben die Hessen im Bundesmittel.

Wenn in Hessen schlecht geschlafen wird, so ist der oftmals angegebene Grund dafür der familiäre Stress. Mit 28 Prozent ist dies der höchste Wert in der Republik (20 Prozent). Auch werden die Hessen am meisten von Albträumen geplagt (33 Prozent im Vergleich zu 27 Prozent). Dass sie sich oft an ihre Träume erinnern (55 Prozent), spricht für einen leichten, unruhigen Schlaf.

Was sich negativ auf den Schlaf auswirkt, ist der häufige Gebrauch von PC und Smartphone. Auch scheinen die wenigsten Menschen hier einen festen Abendablauf zu haben: 77 Prozent geben an, kein Zubettgehritual zu haben, im Durchschnitt sind es 68 Prozent. In Hessen werden am seltensten Schlaflieder vorgesungen. Ob eine sportliche Betätigung für einen besseren Schlaf sorgen würde, wissen 35 Prozent gar nicht, da sie keinen Sport treiben – die Hessen sind somit die Sportmuffel der Nation.

Der Schlafmittelgebrauch ist normal. Auch was das Lesen oder Essen und Trinken kurz vor dem Schlafen angeht, zeigen die Hessen keine Auffälligkeiten. Mit 31 Prozent fühlen sich die Hessen am wenigsten unter allen Deutschen vom Vollmond gestört.

Tabelle 8 | **Die wichtigsten Daten**	**Hessen**	Deutschland
Zubettgehzeit	**21:57**	22:02
Aufstehzeit	**6:53**	6:44
Schlafdauer	**7:00**	6:54
Zufriedenheit mit dem Schlaf (Punkte)	**7,0**	6,91
Wunsch nach mehr Schlaf in %	**29**	34
Keine Schlafmittel in %	**92**	91

Quelle: Emnid 2016

Bemerkenswert

- Leicht überdurchschnittliche Schlafdauer von 7:00 Stunden (deutschlandweit 6:54 Stunden).
- Der Zustand beim Aufwachen ist deutlich besser (Note 6,9) als im deutschen Durchschnitt (6,6).
- Der Hesse schnarcht am wenigsten (38 Prozent) von allen Deutschen (47 Prozent). Auch der Partner wird kaum durchs Schnarchen gestört: 66 Prozent der Hessen sagen, dass ihr Partner nie oder so gut wie nie schnarcht – das ist der höchste Wert bundesweit (55 Prozent).
- 28 Prozent werden durch familiären Stress am Schlafen gehindert – mehr als alle anderen in der Republik (20 Prozent).

Was bei den Hessen besonders hervorsticht: Sie werden am seltensten vom schnarchenden Partner geweckt. 66 Prozent sagen, dass ihr Partner nie oder so gut wie nie schnarcht – das ist der höchste Wert bundesweit (55 Prozent). Der Hesse schnarcht auch selbst am wenigsten. Die Frage, ob sie selbst schnarchen (oft bzw. gelegentlich), bejahen 38 Prozent – das ist der niedrigste Wert in Deutschland (47 Prozent). Beides sorgt für eine bessere Schlafqualität.

Allerdings scheinen die Hessen unter Schlafapnoe zu leiden: Nur 74 Prozent sagen, dass sie nachts keine Atemaussetzer haben, während der durchschnittliche Wert bei 79 Prozent liegt. Da besteht Handlungsbedarf, weil dieses Beschwerdebild unter anderem auch für Tagesmüdigkeit verantwortlich ist.

6. Schleswig-Holstein

76,7 Punkte

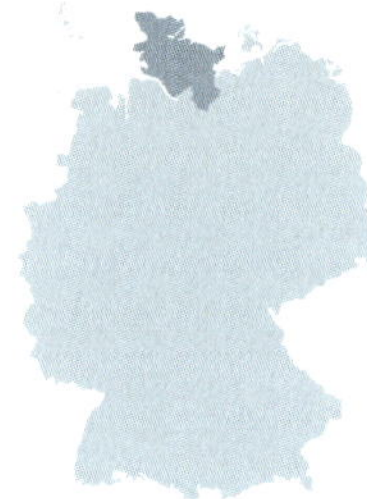

Der sechste Platz in Sachen guter Schlaf geht an Schleswig-Holstein. Mit 76,7 Punkten liegt das Land beim Regionen-Ranking im oberen Mittelfeld. Die Schleswig-Holsteiner haben eine hohe Schlafzufriedenheit und teilen sich mit Hamburg den dritthöchsten Wert von 7,04.

Neben den Niedersachsen und Rheinland-Pfälzern sind die Holsteiner mit 7:12 Stunden Schlaf die Langschläfer der Republik. Dennoch äußern 32 Prozent den Wunsch, mehr zu schlafen. Hinzu kommt, dass sich immerhin 51 Prozent auch gern noch tagsüber für ein Nickerchen hinlegen (der Durchschnitt liegt bei 43 Prozent) – das ist der höchste bundesweite Wert. Die Schleswig-Holsteiner scheinen somit ein sehr hohes Schlafbedürfnis zu haben – aber sie befriedigen es offenbar auch. Denn mit diesem hohen Pensum erreichen sie immerhin die dritthöchste Schlafzufriedenheit Deutschlands – und sie fühlen sich nach dem Aufstehen mit einem Wert von 6,9 überdurchschnittlich gut und fit. Auch die Anzahl der Topfitten, also derjenigen, die so gut wie gar keine Anlaufschwierigkeiten in der Früh haben, ist mit 22 Prozent im oberen Drittel angesiedelt.

Vor dem Schlafengehen essen und trinken die Schleswig-Holsteiner wenig. Genauso verhält es sich mit Lesen, Fernsehen und PC. Allerdings schauen hier die meisten Menschen im gesamtdeutschen Vergleich im Schlafzimmer (14 Prozent) fern, was für einen guten Schlaf nicht förderlich ist. Aus der Schlafforschung ist bekannt, dass sowohl die Blaulichtanteile des Fernsehens als auch der allgemeine Erregungsgrad durch die Fernsehinhalte zu den Negativfaktoren für einen guten Schlaf gehören.

Bei den Gründen, die zu einem schlechten Schlaf beitragen, steht der Alkoholkonsum in Schleswig-Holstein an letzter Stelle. Nur die wenigsten Menschen (4 Prozent gegenüber 7 Prozent bundesweit) gönnen sich noch ein Gläschen vor der nächtlichen Ruhe und sorgen damit für einen erholsameren Schlaf.

Tabelle 9 | **Die wichtigsten Daten**	**Schleswig-Holstein**	Deutschland
Zubettgehzeit	**21:54**	22:02
Aufstehzeit	**6:58**	6:44
Schlafdauer	**7:12**	6:54
Zufriedenheit mit dem Schlaf (Punkte)	**7,04**	6,91
Wunsch nach mehr Schlaf in %	**32**	34
Keine Schlafmittel in %	**92**	91

Quelle: Emnid 2016

Bemerkenswert

- Die Schleswig-Holsteiner sind mit 7:12 Stunden Schlaf pro Tag die Langschläfer der Republik.
- Sie melden die dritthöchste Schlafzufriedenheit Deutschlands.
- Nirgendwo wird vor dem Lichtlöschen so wenig Alkohol zu sich genommen wie hier (4 Prozent gegenüber 7 Prozent bundesweit).
- Nur 27 Prozent erinnern sich an ihre Träume – das ist der niedrigste Wert in Deutschland (Durchschnitt 36 Prozent). Das spricht für tiefen Schlaf (man erinnert sich eher an Träume im Leichtschlaf).
- 51 Prozent legen sich gern noch tagsüber für ein Nickerchen hin (deutschlandweit 43 Prozent) – das ist der höchste bundesweite Wert (zusammen mit Bayern).

Der Schlaf in diesem Bundesland hat einen hohen Erholungswert, denn nur rund 40 Prozent erinnern sich oft und gelegentlich an einen Traum, während es im Durchschnitt 51 Prozent der Menschen tun. Auch Albträume stören hier nur durchschnittlich die nächtliche Ruhe. Beide Merkmale deuten auf einen geruhsamen und tiefen Schlaf hin.

In den Haushalten mit Kindern legen die Schleswig-Holsteiner Wert auf ein Zubettgehritual. Rund 41 Prozent der Familien pflegen solche Rituale mit ihren Kindern (im Vergleich sind es bundesweit 27 Prozent).

7. Sachsen

76,2 Punkte

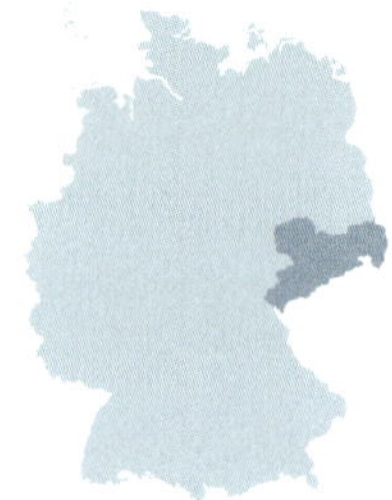

Die Schlafzufriedenheit der Sachsen ist mit 6,82 Punkten nur mäßig und liegt im mittleren Bereich. Das ist der Grund für den 7. Platz, denn in den anderen Kategorien schneiden die Sachsen recht gut ab. So ist ihr Schlafmittelverbrauch unterdurchschnittlich, was sich natürlich positiv im Score niederschlägt. Die Sachsen schlafen durchschnittlich 7:06 Stunden pro Nacht, was etwas höher ist als der Bundesdurchschnitt von 6:54 Stunden, und fühlen sich in der Früh erholt und frisch. Ihren Zustand nach dem Aufwachen bewerten die Sachsen mit einer 7 und teilen sich zusammen mit Mecklenburg-Vorpommern den zweiten Rang. Nur Rheinland-Pfalz gibt sich eine herausragende 7,3. Auf die Frage, ob sie sich mehr Schlaf wünschen würden, sagen 79 Prozent der Sachsen Nein – dies ist wieder der zweithöchste Wert in der Republik nach Rheinland-Pfalz.

Kühle Raumtemperaturen fördern einen guten Schlaf. Das machen sich die Sachsen zunutze: 63 Prozent schlafen nämlich mit offenem Fenster. Damit liegen sie zusammen mit NRW ganz oben (der durchschnittliche Wert liegt bei 60 Prozent).

Wenn Sachsen schlecht schlafen, dann liegt es am ehesten an den finanziellen Sorgen: 12 Prozent geben dies als Grund an. Im Vergleich liegt dieser Wert deutschlandweit bei 8 Prozent. Der familiäre Stress wie auch der Arbeitsstress bleiben unauffällig.

In der letzten Stunde vor dem Schlafengehen schauen die Sachsen zu viel fern (90 Prozent zu 86 Prozent bundesweit), sind aber sehr diszipliniert, was das Essen und Trinken angeht – 33 Prozent sind es nur, die noch einen Gang zum Kühlschrank machen, und dies ist der niedrigste Wert. Der Rest der Republik gibt diesen Wert mit 47 Prozent an.

Der Schlaf wird nur durchschnittlich oft von Albträumen gestört. Rund 81 Prozent geben sogar an, so gut wie nie von Angstträumen belästigt zu werden – im Schnitt liegt dieser Wert bei 72 Prozent. Nur die Berliner haben noch weniger Albträume.

Tabelle 10 | **Die wichtigsten Daten**	**Sachsen**	Deutschland
Zubettgehzeit	**21:54**	22:02
Aufstehzeit	**6:45**	6:44
Schlafdauer	**7:06**	6:54
Zufriedenheit mit dem Schlaf (Punkte)	**6,82**	6,91
Wunsch nach mehr Schlaf in %	**21**	34
Keine Schlafmittel in %	**93**	91

Quelle: Emnid 2016

Bemerkenswert

- Der Zustand nach dem Aufwachen ist sehr gut: zweiter Platz nach Rheinland-Pfalz.
- 79 Prozent wünschen sich nicht mehr Schlaf – der zweitbeste Rang in Deutschland.
- Nur 33 Prozent essen noch etwas vor dem Zubettgehen – dies ist der niedrigste Wert in allen Bundesländern.
- 81 Prozent geben an, so gut wie nie von Angstträumen belästigt zu werden – im Schnitt liegt dieser Wert bei 72 Prozent.
- Weit überdurchschnittlich oft sind es finanzielle Sorgen, die den Schlaf stören: 12 Prozent im Vergleich zu deutschlandweit 8 Prozent.
- 90 Prozent der Sachsen schauen vor dem Schlafengehen fern – das ist mehr als 86 Prozent bundesweit.

Die meisten Sachsen (77 Prozent) geben an, kein Zubettgehritual zu haben, und das ist der höchste Wert deutschlandweit. Allerdings mit einer Ausnahme: 25 Prozent singen ihren Kindern Schlaflieder vor.

8. Niedersachsen

75,0 Punkte

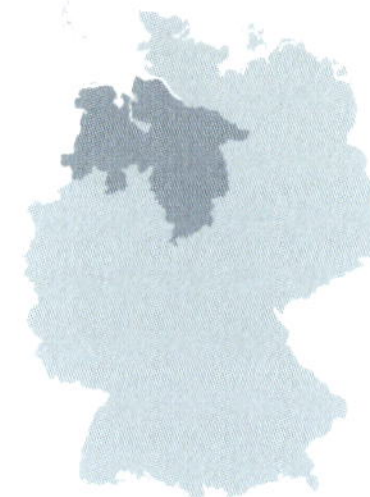

Mit 75,0 Punkten bildet Niedersachsen die goldene Mitte des Rankings. Die Zufriedenheit der Niedersachsen mit ihrem Schlaf liegt mit 6,91 genau im Mittelfeld. Zusammen mit den Schleswig-Holsteinern und Rheinland-Pfälzern gehören die Niedersachsen mit einer durchschnittlichen Schlafdauer von 7:12 Stunden zu den Langschläfern der Republik. Der durchschnittliche Deutsche schläft dagegen im Schnitt 6:54 Stunden. Morgens fühlen sich die Niedersachsen ausgeschlafen. Das spiegelt sich auch in den Werten wider: Der Zustand nach dem Aufstehen wird hier mit 6,9 bewertet (der Bundesdurchschnitt liegt bei 6,6), und den Wunsch nach mehr Schlaf äußern 27 Prozent, während es im Schnitt 34 Prozent sind, die gerne ihren Schlaf ausdehnen würden.

Wenn die Niedersachsen über ihren Schlaf klagen, dann geben sie meistens ihrem schlechten Gesundheitszustand die Schuld. 30 Prozent sind der Meinung, aus gesundheitlichen Gründen nicht gut schlafen zu können, und das ist der höchste Wert der Republik (24 Prozent im Vergleich). Dagegen sehen die wenigsten ihren beruflichen Stress als Grund schlechter Schlafqualität an – rund 18 Prozent tun dies, während der Bundesdurchschnitt bei 28 Prozent liegt. Der Stress durch Familie und die Finanzen ist hier unauffällig.

Die Niedersachsen bevorzugen beim Schlafen ein Nachthemd oder einen Schlafanzug (68 Prozent zu 63 Prozent durchschnittlich), legen sich mit derselben Häufigkeit tagsüber ins Bett wie der Bundesdurchschnitt und werden mäßig vom Schnarchen gestört.

Was sich in Niedersachsen schlecht auf den Schlaf auszuwirken scheint, ist die Häufigkeit der Albträume. 26 Prozent der Niedersachsen geben an, gelegentlich von ihnen geplagt zu werden. Im Rest der Republik liegt dieser Wert bei 20 Prozent. Außer dass Albträume beängstigend sind, stören sie auch den Schlaf. Oft wird man davon mit klopfendem Herz und schweißgebadet wach und kann dann nicht sofort wieder einschlafen. Vor allem

Tabelle 11 | **Die wichtigsten Daten**	**Niedersachsen**	Deutschland
Zubettgehzeit	**22:02**	22:02
Aufstehzeit	**6:48**	6:44
Schlafdauer	**7:12**	6:54
Zufriedenheit mit dem Schlaf (Punkte)	**6,91**	6,91
Wunsch nach mehr Schlaf in %	**27**	34
Keine Schlafmittel in %	**91**	91

Quelle: Emnid 2016

Bemerkenswert

- Zusammen mit den Schleswig-Holsteinern und Rheinland-Pfälzern gehören die Niedersachsen mit einer durchschnittlichen Schlafdauer von 7:12 Stunden zu den Langschläfern der Republik.
- Selten wird der Wunsch nach mehr Schlaf geäußert (27 Prozent gegenüber bundesweit 34 Prozent).
- Die Niedersachsen leiden stark unter Albträumen, und zwar 20 Prozent im Vergleich zu bundesweit 20 Prozent.
- 30 Prozent der Niedersachsen schlafen aus gesundheitlichen Gründen nicht gut, und das ist der höchste Wert der Republik (24 Prozent im Vergleich).

Kinder reagieren auf häufige Albträume mit der Angst, überhaupt abends ins Bett zu gehen.

Bei Zubettgehritualen für ihre Kinder schneiden die Niedersachsen durchschnittlich ab. Lediglich bei den Zubettgehritualen für sich selbst liegen sie niedriger als der Bundesdurchschnitt – 2 Prozent bejahen die Frage (im Vergleich sind es 5 Prozent).

9. Baden-Württemberg

73,2 Punkte

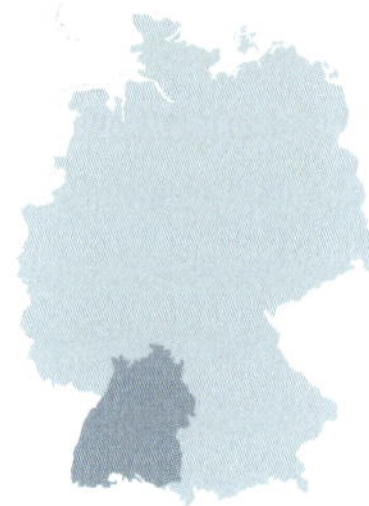

Baden-Württemberg landet auf Platz 9 und erzielt 73,2 Punkte – das ist ein durchschnittlicher Wert. In den meisten schlafrelevanten Themenfeldern liegt das Land im Durchschnitt. Allerdings beträgt die Schlafzufriedenheit 6,99 Punkte und ist damit überdurchschnittlich. Die Schlafdauer beträgt nur 6:48 Stunden – 6:54 Stunden sind es im Bundesmittel. Ihren Zustand nach dem Aufwachen bewerten die Baden-Württemberger mit dem Wert 6,6 – exakt so hoch wie die Menschen in Gesamtdeutschland.

39 Prozent würden gerne mehr Zeit im Bett verbringen, das ist etwas mehr als üblich (bundesweit liegt der Wunsch nach mehr Schlaf bei 34 Prozent). Bei der Frage nach dem unfreiwilligen Einnicken geben allerdings nur 18 Prozent der Baden-Württemberger an, so gut wie nie tagsüber einzuschlafen – das ist der niedrigste deutsche Wert. Bundesweit sind es 25 Prozent.

Bei der Schlafmitteleinnahme ist Baden-Württemberg leicht überdurchschnittlich, lediglich die erhöhte Zahl jener, die vom Arzt verschriebene Schlafmittel drei Mal und mehr pro Woche einnehmen, liegt hier bei 5 Prozent im Vergleich zu den bundesweiten 3 Prozent.

Familiärer Stress (17 Prozent) und Kaffeekonsum (8 Prozent) spielen eine geringere Rolle als anderswo bei den Gründen für schlechten Schlaf. Beide Werte liegen bundesweit höher. Im Schnitt geben 20 Prozent ihren Familienangehörigen die Schuld an nächtlicher Unruhe, und die Tasse Kaffee am Abend stört gewöhnlich 11 Prozent beim Schlafen. Etwas niedriger sind die Werte beim Stress bei der Arbeit (26 Prozent im Vergleich zu 28 Prozent) sowie bei Schlafproblemen aus gesundheitlichen Gründen (18 Prozent im Vergleich zu 24 Prozent).

Wenn in diesem Bundesland schlecht geschlafen wird, dann kann das besonders häufig am abendlichen Alkoholkonsum liegen. Rund 10 Prozent trinken abends noch ein Gläschen – das ist der höchste Wert in der Bundesrepublik. Der Durchschnittswert liegt sonst bei 7 Prozent.

Tabelle 12 | **Die wichtigsten Daten**	**Baden-Württemberg**	Deutschland
Zubettgehzeit	**22:13**	22:02
Aufstehzeit	**6:39**	6:44
Schlafdauer	**6:48**	6:54
Zufriedenheit mit dem Schlaf (Punkte)	**6,99**	6,91
Wunsch nach mehr Schlaf in %	**39**	34
Keine Schlafmittel in %	**90**	91

Quelle: Emnid 2016

Bemerkenswert

- Nur 18 Prozent der Baden-Württemberger geben an, unfreiwillig tagsüber einzunicken – das ist der niedrigste Wert (Bundesdurchschnitt: 25 Prozent).
- Die Schlafzufriedenheit beträgt 6,99 Punkte und ist leicht überdurchschnittlich.
- Die Schlafdauer ist mit 6:48 Stunden leicht unterdurchschnittlich, 6:54 Stunden sind es im Bundesmittel.
- Schlafprobleme aus gesundheitlichen Gründen äußern 24 Prozent (im Vergleich zu 18 Prozent bundesweit).
- Vor dem Schlafengehen schauen die Baden-Württemberger überdurchschnittlich viel Fernsehen (89 zu 86 Prozent im Bundesdurchschnitt), und in keinem Bundesland werden mehr Bücher oder Zeitschriften vor dem Einschlafen gelesen (49 Prozent zu 44 Prozent).

Vor dem Schlafengehen schauen die Baden-Württemberger überdurchschnittlich viel Fernsehen (89 Prozent zu 86 Prozent im Schnitt), essen und trinken mehr als die anderen (53 Prozent zu 47 Prozent) und lesen am meisten von allen Bücher oder Zeitschriften, bevor sie einschlafen – 49 Prozent tun dies, im Rest der Republik nur 44 Prozent. Vor dem Lichtlöschen beten 11,4 Prozent jeden Abend. Nur 19 Prozent singen ihren Kindern ein Schlaflied vor (durchschnittlich 21 Prozent).

Was das Schnarchen und die Schlafapnoe betrifft, so sind diese Faktoren des schlechten Schlafs in Baden-Württemberg unauffällig. Auch bei Träumen und Albträumen liegt das Land im Bundesdurchschnitt.

10. Thüringen

72,8 Punkte

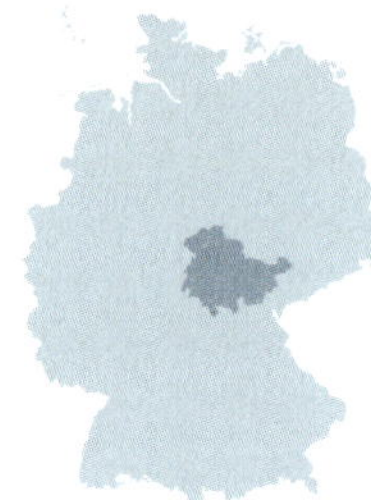

Die Thüringer sind mit ihrem Schlaf nur mäßig zufrieden und bewerten ihn mit 6,82 Punkten – damit liegen sie im unteren Mittelfeld. In Thüringen wird durchschnittlich 7:00 Stunden geschlafen – der Bundesdurchschnitt liegt bei 6:54 Stunden. Morgens fühlen sich die Menschen hier mit dem Wert 6,9 fitter als der Durchschnitt mit 6,6. Der Wunsch nach mehr Schlaf ist in diesem Bundesland mit 32 Prozent etwas unterdurchschnittlich (34 Prozent).

Tagsüber gönnen sich die Thüringer genauso oft ein Mittagsschläfchen wie der Rest der Republik. Bei der Frage, ob sie tagsüber oft unfreiwillig einnicken, sagt hier allerdings nur 1 Prozent, dass es oft vorkommt. Dies ist der niedrigste Wert insgesamt – der Durchschnitt liegt bei 7 Prozent. Auch der Anteil derer, die »nie und so gut wie nie« einnicken, ist mit 80 Prozent höher als der Bundesdurchschnitt von 69 Prozent.

Bei der Frage nach der vom Arzt verschriebenen Schlafmitteleinnahme antworten 95 Prozent der Thüringer, gar nichts in den letzten vier Wochen zu sich genommen zu haben (deutschlandweit sind es 91 Prozent). Bei den frei verkäuflichen Schlafmitteln sind es sogar 96 Prozent der Thüringer, die den Gebrauch in den letzten vier Wochen verneinen. Dies ist der höchste Wert deutschlandweit.

Die Aktivitäten in der letzten Stunde vor dem Schlafengehen, wie Fernsehen oder Essen und Trinken sowie Smartphone- und PC-Benutzung, liegen alle im Bundesdurchschnitt. Nur beim Lesen schneiden die Thüringer unterdurchschnittlich ab – 35 Prozent geben an, vor dem Schlafengehen noch ein Buch oder eine Zeitschrift/Zeitung zu lesen, und dies ist der niedrigste Wert im Vergleich zu bundesweit rund 44 Prozent.

Bei den Gründen für schlechten Schlaf wird Stress bei der Arbeit etwas überdurchschnittlich oft erwähnt – 34 Prozent sehen darin die Schuld für ihre nächtliche Unruhe. Im Durchschnitt liegt der Wert bei 28 Prozent. Die gesundheitlichen Probleme oder finanziellen Sorgen bleiben als mögliche Auslöser unauffällig.

Tabelle 13 | **Die wichtigsten Daten**	**Thüringen**	Deutschland
Zubettgehzeit	**21:54**	22:02
Aufstehzeit	**06:39**	6:44
Schlafdauer	**7:00**	6:54
Zufriedenheit mit dem Schlaf (Punkte)	**6,82**	6,91
Wunsch nach mehr Schlaf in %	**32**	34
Keine Schlafmittel in %	**95**	91

Quelle: Emnid 2016

Bemerkenswert

- Morgens fühlen sich die Thüringer mit der Note 6,9 fitter als der deutsche Durchschnitt mit 6,6.
- Nirgendwo nicken die Deutschen so selten tagsüber unfreiwillig ein wie in Thüringen: 80 Prozent passiert das nie (deutschlandweit 69 Prozent).
- Nicht wetterfühlig: Dass das Wetter Einfluss auf die eigene Schlafqualität hat, glauben nur 30 Prozent – dies ist der niedrigste Wert in der Republik (39 Prozent).
- Thüringen hat einen sehr niedrigen Schlafmittelkonsum. 96 Prozent sagen, in den letzten vier Wochen keine frei verkäuflichen Schlafmittel eingenommen zu haben. Das ist spitze.
- 34 Prozent sehen im Stress bei der Arbeit den Hauptgrund für ihren schlechten Schlaf – im Durchschnitt sind es 28 Prozent.
- Nur mäßige Zufriedenheit mit dem Schlaf (6,82 Punkte zu 6,91).

An ihre Träume erinnern sich die Thüringer nicht oft – 9 Prozent sind es (im Vergleich zu bundesweit 15 Prozent), was für einen tiefen Schlaf spricht. Und dass das Wetter Einfluss auf die eigene Schlafqualität hat, glauben nur 30 Prozent – dies ist der niedrigste Wert in der Republik (39 Prozent).

11. Nordrhein-Westfalen

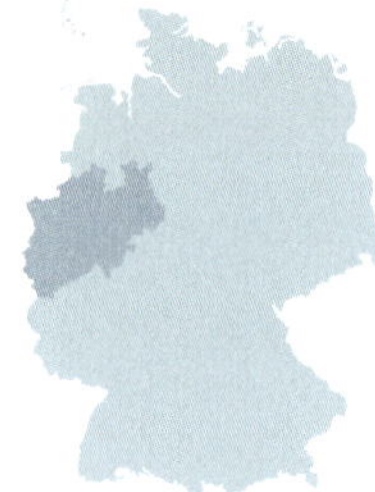

71,8 Punkte

Nordrhein-Westfalen landet mit 71,8 Punkten auf dem elften Platz. Ihre Schlafzufriedenheit bewerten die Rheinländer mit 6,95 und liegen damit im mittleren Bereich. Die durchschnittliche Schlafdauer von 6:42 Stunden (deutschlandweit 6:54) reicht den NRWlern nicht aus, denn ihren Zustand nach dem Aufwachen bewerten sie nur mit der Note 6,3. Verglichen mit dem Bundesschnitt von 6,6 wird ein Schlafdefizit deutlich. Auch der Wunsch nach mehr Schlaf liegt mit 40 Prozent überdurchschnittlich hoch im Vergleich zum Bundesdurchschnitt von 34 Prozent.

Die Schlafmitteleinnahme ist in diesem Bundesland überdurchschnittlich hoch, nur 90 Prozent sagen, dass sie in den letzten vier Wochen gar keine Schlafmittel eingenommen hätten – am besten schneidet hier Rheinland-Pfalz ab, wo das 97 Prozent angeben.

Die Rheinländer zeichnet eine ziemlich hohe Aktivität in der letzten Stunde vor dem Schlafengehen aus. So wird in diesem Bundesland am meisten getrunken und gegessen, bevor es ins Bett geht, und zwar von 56 Prozent, während deutschlandweit der Wert bei 47 Prozent liegt. Auch wird hier überdurchschnittlich viel gelesen (49 Prozent zu 44 Prozent im Schnitt) und viel Zeit am PC oder Smartphone verbracht (49 Prozent zu 43 Prozent) – alles Tätigkeiten, die nicht fördernd für einen guten Schlaf sind. Dagegen ist der Fernsehkonsum mit 83 Prozent leicht unterdurchschnittlich (86 Prozent).

Fragt man in NRW nach den Gründen für einen schlechten Schlaf, so geben viele den Stress bei der Arbeit als Schlafkiller an. Mit 36 Prozent erringen die Rheinländer den höchsten Wert bundesweit (im Schnitt 28 Prozent). Auch gesundheitliche Probleme spielen mit 27 Prozent eine Rolle, denn der Rest der Republik gibt diesen Wert durchschnittlich mit 24 Prozent an. Der familiäre Stress liegt dagegen mit 17 Prozent unterdurchschnittlich und ist der niedrigste Wert bundesweit (20 Prozent).

Die Rheinländer erinnern sich häufig an ihre Träume – 56 Prozent tun dies, während es bundesweit 51 Prozent sind.

Tabelle 14 | **Die wichtigsten Daten**	**Nordrhein-Westfalen**	Deutschland
Zubettgehzeit	**22:17**	22:02
Aufstehzeit	**6:37**	6:44
Schlafdauer	**6:42**	6:54
Zufriedenheit mit dem Schlaf (Punkte)	**6,95**	6,91
Wunsch nach mehr Schlaf in %	**40**	34
Keine Schlafmittel in %	**90**	91

Quelle: Emnid 2016

Bemerkenswert

- Die Schlafzufriedenheit bewerten die Rheinländer mit 6,95 leicht überdurchschnittlich.
- Nirgendwo wird mehr getrunken und gegessen, bevor es ins Bett geht: 56 Prozent der NRWler tun dies, deutschlandweit sind es 47 Prozent.
- Nirgendwo ist der Stress bei der Arbeit so sehr ein Schlafkiller wie in NRW: 36 Prozent der Rheinländer leiden darunter – das ist der höchste Wert bundesweit (28 Prozent).
- Der Wunsch nach mehr Schlaf liegt mit 40 Prozent überdurchschnittlich hoch (Bundesdurchschnitt von 34 Prozent) – der zweithöchste Wert nach Bayern.
- Nirgendwo wird vor dem Einschlafen mehr gebetet als in NRW – 23 Prozent im Vergleich zu durchschnittlich 20 Prozent.

In NRW wird zusammen mit Sachsen am häufigsten bei offenem Fenster geschlafen (63 Prozent zu 60 Prozent), und in Haushalten ohne Kinder haben 29 Prozent der Befragten ein Zubettgehritual – der höchste Wert im Gesamtdeutschland (22 Prozent).

Von sich selbst sagen 35 Prozent der Rheinländer, dass sie gelegentlich schnarchen. Dieser Wert ist der höchste bundesweit (30 Prozent).

Tagsüber nicken 11 Prozent der Rheinländer oft ein – auch hier liegen sie am weitesten über dem Bundesdurchschnitt von 7 Prozent. Bei den Einflüssen auf die eigene Schlafqualität ist NRW in allem etwas überdurchschnittlich sensibel: Die Zimmertemperatur (48 Prozent zu 45 Prozent), das Wetter (43 Prozent zu 39 Prozent) und auch, ob gerade Vollmond ist (42 Prozent zu 38 Prozent), beeinflussen die Menschen in ihrer nächtlichen Ruhe.

12. Mecklenburg-Vorpommern

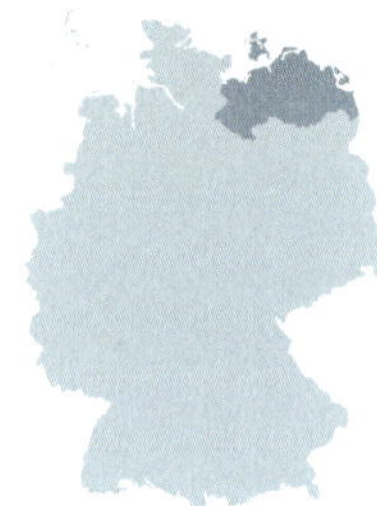

71,4 Punkte

Ihre Schlafzufriedenheit bewerten die Menschen in Mecklenburg-Vorpommern mit 6,77 und liegen damit im unteren Bereich. Geschlafen wird in diesem Bundesland durchschnittlich 7:06 Stunden, was etwas höher ist als der Bundesdurchschnitt von 6:54 Stunden. Wenn sie morgens aufstehen, fühlen sich die Mecklenburger ziemlich ausgeschlafen – eine 7 anstatt der durchschnittlichen Note 6,6 belegt dies. Mit diesem Wert liegt das Land zusammen mit Sachsen an zweiter Stelle im Punkt Ausgeschlafenheit. Den Wunsch nach mehr Schlaf äußern in diesem Bundesland 32 Prozent, was etwas unter den durchschnittlichen 34 Prozent liegt. Die Schlafmitteleinnahme ist unterdurchschnittlich.

An ihre Träume erinnern sich 62 Prozent der Menschen in Mecklenburg-Vorpommern so gut wie nie – der höchste Wert in der Republik, 49 Prozent sind es durchschnittlich. In puncto Albträume liegen die Mecklenburger im Schnitt. Beide Komponenten sprechen für einen ungestörten, erholsamen Schlaf.

Wenn man in Mecklenburg-Vorpommern schlecht schläft, so liegt es häufig am schnarchenden Partner: Rund 56 Prozent geben an, oft oder gelegentlich davon geweckt zu werden, und dies ist der höchste Wert bundesweit (44 Prozent). Bei der Frage nach dem eigenen Schnarchen liegen die Mecklenburger im Durchschnitt. 84 Prozent der Befragten meinen, so gut wie nie oder nie Atemaussetzer in der Nacht zu haben – ein überdurchschnittlicher Wert im Vergleich zu den 79 Prozent bundesweit.

Tagsüber legen sich die Menschen in Mecklenburg-Vorpommern genauso oft ins Bett wie der Rest der Republik. Bei der Frage nach einem unfreiwilligen Einnicken sagen 39 Prozent, dass es so gut wie nie vorkommt – der höchste Wert in Vergleich zu den durchschnittlichen 25 Prozent.

Tabelle 15 | **Die wichtigsten Daten**	**Mecklenburg-Vorpommern**	Deutschland
Zubettgehzeit	**21:44**	22:02
Aufstehzeit	**6:39**	6:44
Schlafdauer	**7:06**	6:54
Zufriedenheit mit dem Schlaf (Punkte)	**6,77**	6,91
Wunsch nach mehr Schlaf in %	**32**	34
Keine Schlafmittel in %	**94**	91

Quelle: Emnid 2016

Bemerkenswert

- Ausgeschlafen sind sie! Morgens fühlen sich die Mecklenburger ziemlich ausgeschlafen – eine Note 7 anstatt der durchschnittlichen 6,6.
- Die Schlafmitteleinnahme ist unterdurchschnittlich.
- Ihre Schlafzufriedenheit bewerten die Menschen in Mecklenburg-Vorpommern mit 6,77 und liegen damit im unteren Bereich.
- 56 Prozent geben an, oft oder gelegentlich vom schnarchenden Partner geweckt zu werden, und dies ist der höchste Wert bundesweit (44 Prozent).
- An ihre Träume erinnern sich 62 Prozent der Menschen in Mecklenburg-Vorpommern so gut wie nie – der höchste Wert in der Republik.
- Das Wetter scheint an der Ostseeküste wenig Einfluss auf die Schlafqualität zu haben – 32 Prozent empfinden es so, der Schnitt liegt bei 39 Prozent.

In Mecklenburg Vorpommern wird am seltensten im T-Shirt geschlafen (21 Prozent zu 25 Prozent bundesweit), und rund 58 Prozent machen nachts das Fenster auf (60 Prozent in Gesamtdeutschland). Das Wetter scheint hier weniger Einfluss auf die eigene Schlafqualität zu haben – 32 Prozent empfinden es so, der Schnitt liegt bei 39 Prozent.

13. Brandenburg

69,5 Punkte

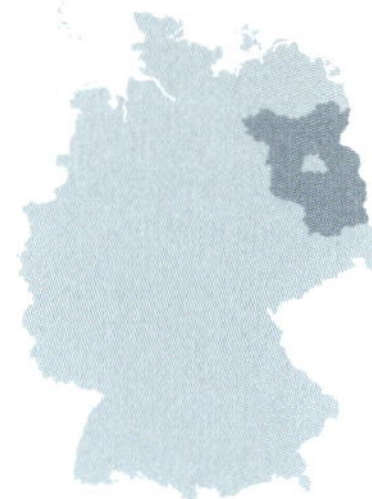

Mit 69,5 Punkten steht Brandenburg an viertletzter Stelle. Die Schlafzufriedenheit der Brandenburger beträgt lediglich 6,7 – nur Sachsen-Anhalt und Berlin schneiden in diesem Punkt noch schlechter ab. Die große Unzufriedenheit überrascht etwas, denn bei vielen Faktoren, die den Schlaf kennzeichnen, schneidet Brandenburg durchschnittlich ab. So schlafen die Brandenburger 6:54 Stunden, und das trifft genau den Bundesdurchschnitt. Ihren Zustand nach dem Aufstehen bewerten sie mit 6,7 – dieser Wert ist leicht über dem Schnitt von 6,6. Den Wunsch nach mehr Schlaf äußern rund 31 Prozent der Brandenburger und liegen damit unter dem Durchschnitt von 34 Prozent. Beim Schlafmittelverbrauch liegt Brandenburg leicht unter dem Durchschnitt. Wenn hier Schlafmittel genommen werden, dann meistens nur einmal pro Woche (5 Prozent im Vergleich zu den bundesweiten 3 Prozent).

In der letzten Stunde vor dem Schlafengehen schauen die Brandenburger durchschnittlich oft fern und liegen auch mit ihrem Leseverhalten im Schnitt. Bei Speis und Trank sind sie disziplinierter als der Durchschnittsdeutsche: Nur 41 Prozent geben an, vor dem Zubettgehen noch etwas zu essen oder zu trinken (im Vergleich sind es 47 Prozent). Bei PC- und Smartphone-Benutzung sind die Brandenburger durchschnittlich.

Wenn Brandenburger schlecht schlafen, dann liegt es eher am Arbeitsstress (31 Prozent zu 28 Prozent deutschlandweit) oder dem Kaffeekonsum – 13 Prozent trinken abends Kaffee, der durchschnittliche Wert liegt bei 11 Prozent. 58 Prozent erinnern sich so gut wie nie an ihre Träume – dieser Wert ist der dritthöchste in der Bundesrepublik.

13 Prozent der Brandenburger haben für sich und ihre Kinder ein Zubettgehritual, und in diesem Bundesland (ex aequo mit dem Saarland) werden am meisten Schlaflieder vorgesungen: 28 Prozent der Brandenburger tun dies, während der Durchschnitt bei 21 Prozent liegt.

Tabelle 16 | **Die wichtigsten Daten**	**Brandenburg**	Deutschland
Zubettgehzeit	**21:51**	22:02
Aufstehzeit	**6:48**	6:44
Schlafdauer	**6:54**	6:54
Zufriedenheit mit dem Schlaf (Punkte)	**6,70**	6,91
Wunsch nach mehr Schlaf in %	**31**	34
Keine Schlafmittel in %	**92**	91

Quelle: Emnid 2016

Bemerkenswert

- Hier werden am meisten Schlaflieder vorgesungen: 28 Prozent der Brandenburger tun dies, während der Durchschnitt bei 21 Prozent liegt.
- Die Schlafzufriedenheit der Brandenburger beträgt lediglich 6,7 – nur Sachsen-Anhalt und Berlin schneiden in diesem Punkt noch schlechter ab.
- 51 Prozent der Brandenburger geben zudem an, vom Raumklima in ihrer Schlafqualität beeinflusst zu werden – mehr als alle anderen (45 Prozent).

51 Prozent der Brandenburger geben zudem an, vom Raumklima in ihrer Schlafqualität beeinflusst zu werden – mehr als alle anderen (45 Prozent). Eine etwas überdurchschnittliche Bedeutung wird auch dem Vollmond zugerechnet: 42 Prozent sehen ihn als Grund ihrer Schlafstörungen an (38 Prozent sind es bundesweit).

14. Bayern

68,8 Punkte

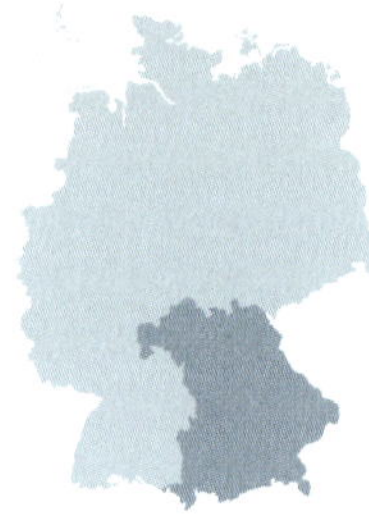

Bayern schafft es mit 68,8 Punkten auf den drittletzten Platz des Regionen-Rankings. Die Schlafzufriedenheit liegt hier mit 6,89 im Mittelfeld – und das »rettet« den Bayern Platz 14. Denn bei den anderen wichtigen Schlafparametern sieht es nicht gut aus. Die durchschnittliche Schlafdauer beträgt in diesem Bundesland 6:42 Stunden verglichen mit den 6:54 Stunden im übrigen Deutschland. Ihren Zustand nach dem Aufwachen bewerten die Bayern nur mit einer 6,2 – dies ist der niedrigste Wert deutschlandweit (6,6 sind es im Vergleich). Dass die Schlafdauer nicht ausreichend ist, sieht man auch am häufig geäußerten Wunsch der Bayern nach mehr Schlaf: 43 Prozent der Menschen würden gerne länger schlafen – das ist der höchste Wert in der Republik. Auch die häufige Schlafmitteleinnahme ist ein Signal für mangelnde Schlafqualität: 6 Prozent geben an, drei und mehr Mal pro Woche Schlafmittel zu gebrauchen. Das ist der höchste Wert deutschlandweit (3 Prozent). Gar keine Schlafmittel haben in Bayern in den letzten vier Wochen nur 87 Prozent genommen – der Bundesdurchschnitt liegt hier bei 91 Prozent.

Bevor die Bayern ins Bett gehen, wird in der letzten Stunde vor dem Lichtlöschen überdurchschnittlich viel ferngesehen – 92 Prozent tun das, und das ist der höchste Wert (deutschlandweit 86 Prozent).

Als Grund für ihren schlechten Schlaf nennen überdurchschnittlich viele Bayern den schnarchenden Partner. 54 Prozent der Befragten geben an, auch selbst oft oder gelegentlich zu schnarchen – dies ist der höchste Wert der Republik (47 Prozent sind es im Vergleich). Kaffee am Abend oder finanzielle Sorgen sind dagegen unterdurchschnittlich repräsentiert: 8 Prozent geben dem Kaffee die Schuld an schlechtem Schlaf (im Vergleich zu 11 Prozent), und nur 4 Prozent haben finanzielle Probleme (8 Prozent im Schnitt). Beides sind die tiefsten Werte deutschlandweit. Vom Wetter fühlen sich überdurchschnittlich viele Bayern beeinflusst: 45 Prozent (der höchste gemessene Wert) meinen, dass ihr Schlaf den Wetterschwankungen unterliegt, während dieser Wert deutschlandweit bei 39 Prozent liegt.

Tabelle 17 | **Die wichtigsten Daten**	**Bayern**	Deutschland
Zubettgehzeit	**21:59**	22:02
Aufstehzeit	**6:46**	6:44
Schlafdauer	**6:42**	6:54
Zufriedenheit mit dem Schlaf (Punkte)	**6,89**	6,91
Wunsch nach mehr Schlaf in %	**43**	34
Keine Schlafmittel in %	**87**	91

Quelle: Emnid 2016

Bemerkenswert

- Mittlere Zufriedenheit mit dem Schlaf trotz vieler negativer Faktoren.
- 51 Prozent sagen, sie legen sich oft oder zumindest gelegentlich am Tag ins Bett – der höchste Wert in Deutschland (zusammen mit Schleswig-Holstein).
- Den Zustand nach dem Aufwachen bewerten die Bayern nur mit einer 6,2 – dies ist der niedrigste Wert deutschlandweit (6,6 sind es im Vergleich).
- 43 Prozent der Menschen würden in Bayern gerne länger schlafen – das ist der höchste Wert in der Republik.
- 6 Prozent geben an, drei und mehr Mal pro Woche Schlafmittel zu nehmen. Das ist der höchste Wert deutschlandweit (3 Prozent). Gar keine Schlafmittel haben in Bayern in den letzten vier Wochen nur 87 Prozent genommen – der Bundesdurchschnitt liegt hier bei 91 Prozent.
- Es wird überdurchschnittlich viel ferngesehen, und zwar von 92 Prozent – und das ist der höchste Wert (der Bundesdurchschnitt liegt bei 86 Prozent).
- Spitzenreiter auch beim unfreiwilligen Einnicken: 40 Prozent der Bayern passiert es, aber nur 30 Prozent im Rest der Republik.
- Keine Region fühlt sich vom Wetter mehr beeinflusst: 45 Prozent (der höchste gemessene Wert) der Bayern meinen, dass ihr Schlaf den Wetterschwankungen unterliegt (deutschlandweit 39 Prozent).

Tagsüber fühlen sich die Bayern müde und unausgeschlafen. 51 Prozent sagen, sie legen sich oft oder zumindest gelegentlich am Tag ins Bett, und das ist der höchste Wert (Durchschnitt rund 43 Prozent). 27 Prozent geben sogar an, sie würden sich sehr oft hinlegen – auch das ist der höchste Wert bundesweit (19 Prozent sind es im Vergleich). Auch das unfreiwillige Einnicken betrifft 40 Prozent der Bayern, während nur 30 Prozent vom Rest der Republik von sich sagen, sie würden oft oder gelegentlich einnicken.

15. Sachsen-Anhalt

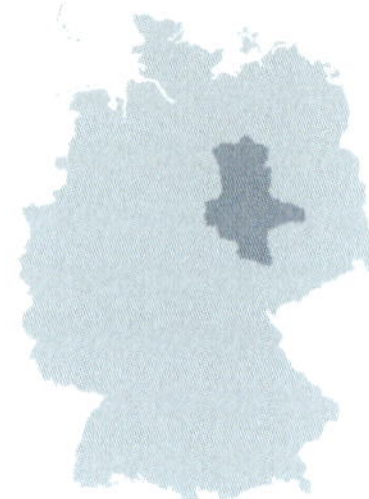

68,7 Punkte

Sachsen-Anhalt landet mit 68,7 Punkten knapp hinter Bayern auf dem vorletzten Platz. Ihre Schlafzufriedenheit bewerten die Anhaltiner nur mit einer 6,61 und belegen auch hier die vorletzte Stelle. Auch in diesem Bundesland ist die Unzufriedenheit mit dem Schlaf größer, als andere wichtige Schlafparameter vermuten lassen. So haben die Anhaltiner genügend Schlaf. Im Durchschnitt wird in Sachsen-Anhalt 7:00 Stunden geschlafen – dieser Wert liegt knapp über dem Bundesdurchschnitt von 6:54 Stunden. Morgens nach dem Aufstehen bewerten die Sachsen-Anhalter ihren Zustand mit 6,7 und liegen damit knapp über dem Durchschnitt von 6,6. 72 Prozent in Sachsen-Anhalt finden ihre Schlafdauer völlig ausreichend und äußern keinen Wunsch nach mehr Schlaf. Damit liegen sie über dem Durchschnitt von 65 Prozent. Die Schlafmitteleinnahme ist in diesem Bundesland unauffällig.

Bevor in Sachsen-Anhalt abends das Licht gelöscht wird, verhalten sich die Menschen im Großen und Ganzen diszipliniert. 41 Prozent essen oder trinken noch etwas, während es bundesweit 47 Prozent tun. Beim Fernsehen oder Lesen liegen die Sachsen-Anhalter fast im Schnitt. Bei PC- und Smartphone-Benutzung schneiden sie gut ab: 34 Prozent benutzen vor dem Lichtlöschen diese Geräte. Bundesweit sind es 43 Prozent.

Bei den Gründen für ihren schlechten Schlaf nennen die Sachsen-Anhalter überdurchschnittlich oft ihre gesundheitlichen Probleme – 27 Prozent tun dies, bundesweit liegt dieser Wert bei 24 Prozent. Familiärer Stress spielt dagegen eine geringe Rolle, 17 Prozent nennen ihn als Grund, während der Rest der Republik bei 20 Prozent liegt.

Positiv lässt sich erwähnen, dass nur 1 Prozent der Sachsen-Anhalter oft Albträume hat, und dies ist der niedrigste Wert bundesweit (7 Prozent im Vergleich). An ihre Träume erinnern sich die Menschen hier nur durchschnittlich oft.

Tabelle 18 | **Die wichtigsten Daten**	**Sachsen-Anhalt**	Deutschland
Zubettgehzeit	**21:55**	22:02
Aufstehzeit	**6:42**	6:44
Schlafdauer	**7:00**	6:54
Zufriedenheit mit dem Schlaf (Punkte)	**6,61**	6,91
Wunsch nach mehr Schlaf in %	**27**	34
Keine Schlafmittel in %	**93**	91

Quelle: Emnid 2016

Bemerkenswert

- Ihre Schlafzufriedenheit bewerten die Sachsen-Anhalter mit der Note 6,61 und belegen damit die vorletzte Stelle.
- Im Durchschnitt wird in Sachsen-Anhalt 7:00 Stunden geschlafen – dieser Wert liegt knapp über dem Bundesdurchschnitt von 6:54 Stunden.
- Nur 27 Prozent in Sachsen-Anhalt äußern den Wunsch nach mehr Schlaf.
- Leicht unterdurchschnittlicher Schlafmittelkonsum.
- 46 Prozent fühlen sich vom Vollmond beeinflusst, während der Bundesdurchschnitt bei 38 Prozent liegt.

Fragt man die Sachsen-Anhalter danach, ob ihr Partner schnarcht, so sagen nur 46 Prozent »nie oder so gut wie nie«, im Bundesdurchschnitt sind es 55 Prozent.

Bei den Einflüssen auf die eigene Schlafqualität spielt in Sachsen-Anhalt auch der Vollmond eine überdurchschnittlich große Rolle: 46 Prozent fühlen sich davon beeinträchtigt, während der Bundesdurchschnitt bei 38 Prozent liegt. Dagegen scheinen die Sachsen-Anhalter »wetterresistenter« zu sein – nur 33 Prozent schlafen wetterbedingt schlecht, der Durchschnitt liegt hier bei 39 Prozent.

16. Berlin

68,5 Punkte

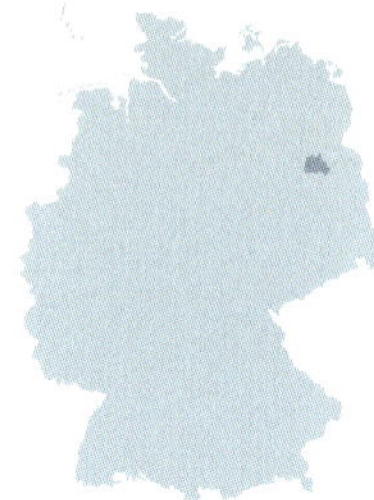

Berlin bildet mit 68,5 Punkten das Schlusslicht des Rankings. Ausschlaggebend dafür ist, dass die Berliner bei der Schlafzufriedenheit mit einem Wert von 6,54 an letzter Stelle stehen. Er fasst die Bewertung des Schlafs am klarsten zusammen und wird im Ranking am stärksten gewichtet.

Da hilft es auch wenig, dass nur 27 Prozent der Berliner den Wunsch nach mehr Schlaf haben. Dieser Wert ist unterdurchschnittlich, was positiv ist – 34 Prozent bundesweit äußern diesen Wunsch. Kein Wunder, möchte man sagen: Die Berliner schlafen mit 7:06 Stunden überdurchschnittlich lang im Vergleich zum Rest der Republik mit 6:54 Stunden. Und: Sie bewerten ihren Zustand nach dem Aufwachen mit 6,8, was etwas über dem Durchschnitt von 6,6 liegt. Dennoch fällt ihre subjektive Zufriedenheit mit dem Schlaf insgesamt am schlechtesten in ganz Deutschland aus.

Der Konsum von Schlafmitteln ist unauffällig: 92 Prozent geben an, in den letzten vier Wochen gar keine Schlafmittel eingenommen zu haben, und dies ist durchschnittlich (91 Prozent im Vergleich).

In der letzten Stunde vor dem Schlafengehen schrauben die Berliner ihre Aktivitäten etwas herunter, sodass sie in puncto Fernsehen (83 Prozent), Lesen (39 Prozent) und PC- und Smartphone-Benutzung (40 Prozent) leicht unter dem Durchschnitt liegen. Auch was das Essen und Trinken angeht, halten sich die meisten eher zurück.

Als Grund ihres schlechten Schlafs nennen 14 Prozent der Berliner die finanziellen Sorgen. Das ist der höchste Wert Deutschlands – der Durchschnitt liegt bei 8 Prozent. Gesundheitliche Probleme plagen hier 27 Prozent, während durchschnittlich 24 Prozent darunter leiden.

Von Albträumen werden nur die wenigsten Berliner heimgesucht – 83 Prozent geben an, so gut wie nie Albträume zu haben, und dies ist der höchste Wert bundesweit. Der Durchschnittswert liegt bei 72 Prozent. Auch an ihre Träume erinnern sich die Berliner genauso oft wie die Menschen in Deutschland allgemein.

Tabelle 19 | **Die wichtigsten Daten**	**Berlin**	Deutschland
Zubettgehzeit	**21:43**	22:02
Aufstehzeit	**6:48**	6:44
Schlafdauer	**7:06**	6:54
Zufriedenheit mit dem Schlaf (Punkte)	**6,54**	6,91
Wunsch nach mehr Schlaf in %	**27**	34
Keine Schlafmittel in %	**92**	91

Quelle: Emnid 2016

Bemerkenswert

- Die Berliner stehen bei der Schlafzufriedenheit mit einem Wert von 6,54 an letzter Stelle.
- Nur 27 Prozent haben den Wunsch nach mehr Schlaf – 34 Prozent sind es bundesweit.
- Berlin ist die Stadt (fast) ohne Albträume. 83 Prozent geben an, so gut wie nie Albträume zu haben, und dies ist der höchste Wert aller Regionen (73 Prozent).
- Die Lieblingsschlafkleidung in Berlin ist ein T-Shirt: 30 Prozent schlafen darin, und das ist der höchste Wert bundesweit (25 Prozent).
- Als Grund für den schlechten Schlaf nennen 14 Prozent der Berliner finanzielle Sorgen. Das ist der höchste Wert Deutschlands – der Durchschnitt liegt bei 8 Prozent.

24 Prozent der Berliner singen ihren Kindern Schlaflieder vor (im Vergleich sind es 21 Prozent), und die Lieblingsschlafkleidung in Berlin ist ein T-Shirt: 30 Prozent schlafen darin, und das ist der höchste Wert bundesweit (25 Prozent).

Wenn die Berliner von den Einflüssen auf ihre eigene Schlafqualität sprechen, dann meinen sie des Öfteren das Klima im Raum: 47 Prozent geben es an (45 Prozent im Vergleich). Vom Wetter oder dem Vollmond lassen sich aber weniger als der Durchschnitt in ihrem Schlaf stören: Beide Werte liegen hier bei 35 Prozent. Der Bundesdurchschnitt beträgt beim Wetter 39 Prozent und beim Vollmond 38 Prozent.

3

Alt und Jung: Schlaf im Lauf des Lebens

Im Alter verändert sich unser Körper, und auch der Schlaf unterliegt naturgemäß diesen Veränderungen. Für viele Menschen gilt es als Tatsache, dass man im Alter schlechter schläft, Ältere viel häufiger am Tag schlafen und auch mehr Zeit zum Schlafen haben. Welchen Zusammenhang gibt es tatsächlich zwischen dem Älterwerden und der Schlafqualität? Wie verändern sich unser Schlafverhalten und unsere Schlafwahrnehmung? Was ist als gesund zu bezeichnen, und welche Erscheinungen – wie etwa längere nächtliche Wachphasen – müssen behandelt werden? Für Kinder lassen sich ähnliche Frage stellen. Wie lange sollten Babys schlafen? Sind Pubertierende generell Spätaufsteher?

Wie verändert sich der Schlafrhythmus im Lauf der Lebensspanne? Die Daten des *Schlafatlas* können Fragen, wie es um den Schlaf in Deutschland für die verschiedenen Altersgruppen steht, gut beantworten. Dabei wird es auch im Vergleich von jüngeren zu älteren Menschen durchaus Erkenntnisse geben, die es ermöglichen, das eigene Schlafverhalten besser zu verstehen oder zu deuten.

Der Schlaf verändert sich im Lauf des Lebens

Neugeborene haben eine tägliche Gesamtschlafdauer von über 16 Stunden, wobei sie in Intervallen von drei bis vier Stunden schlafen und dann oft deshalb aufwachen, weil sie Hunger haben. Das hohe Schlafbedürfnis von zwei Drittel der 24 Stunden hat hauptsächlich mit der noch unvollständigen Hirnreifung der Neugeborenen zu tun. Normalerweise bräuchte das kindliche Gehirn eine Schwangerschaft von zwölf Monaten Dauer, um groß und reif genug auf die Welt zu kommen. Da der kindliche Kopf dann aber durch den engen Beckenausgang des Menschen – bedingt durch unseren aufrechten Gang – nicht mehr hindurchpassen würde, musste die Natur einen Kompromiss machen. Die letzten drei Monate der Gehirnreifung finden außerhalb des Mutterleibs statt. Während dieser Zeit muss das Kind also unter anderem deshalb so viel schlafen, weil die Gehirnreifung auf vollen Touren läuft und es sich im Schlaf besser neu aufbauen lässt als im Wachzustand. Im Wachzustand gelangen Millionen von Reizen über die Sinnesorgane ins Gehirn,

Abbildung 6 | **Kleine Kinder und ältere Menschen schlafen polyphasisch**

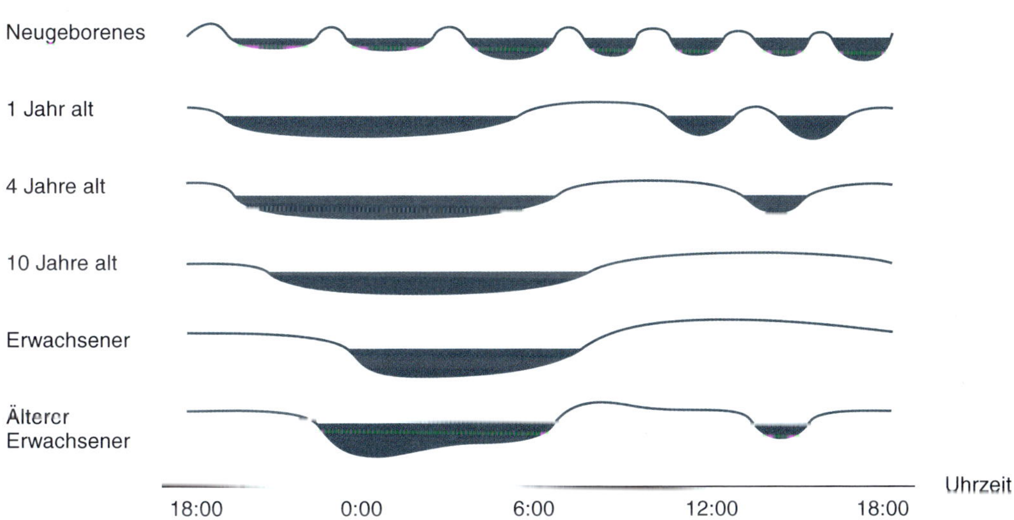

Quelle: Eigene Darstellung

Anzahl der Schlafphasen im Lauf der Entwicklung.

Einen Mythos können wir aber schon begraben: Die gern etwas flapsig »senile Bettflucht« genannte kürzere Schlafdauer der Senioren gibt es nicht. Auch sie benötigen viel Schlaf. Allerdings findet dieser häufig auf mehrere Portionen verteilt statt. Unsere Daten zeigen, dass über 60-Jährige circa 7:24 Stunden schlafen. Das ist mehr als die durchschnittlichen 6:48 Stunden der 30- bis 60-Jährigen. Zudem schlafen die Senioren anders.

die dann im Schlaf »verkabelt«, abgespeichert, bewertet und sortiert werden.

Das Schlafbedürfnis nimmt mit zunehmender Reife des Babys kontinuierlich ab. Kleinkinder schlafen zwischen neun und zwölf Stunden täglich, Jugendliche benötigen mindestens acht bis neun Stunden, und Erwachsene sollten eine durchschnittliche Schlafdauer von sieben bis acht Stunden einhalten, dies wird aber – wie unsere *Schlafatlas*-Daten zeigen – bei vielen Deutschen oft nicht mehr erreicht. Im Durchschnitt schlafen sie aktuell nur noch 6:54 Stunden pro Nacht.

Abbildung 7 | **Entwicklung der Schlafstadien über die Lebensspanne**

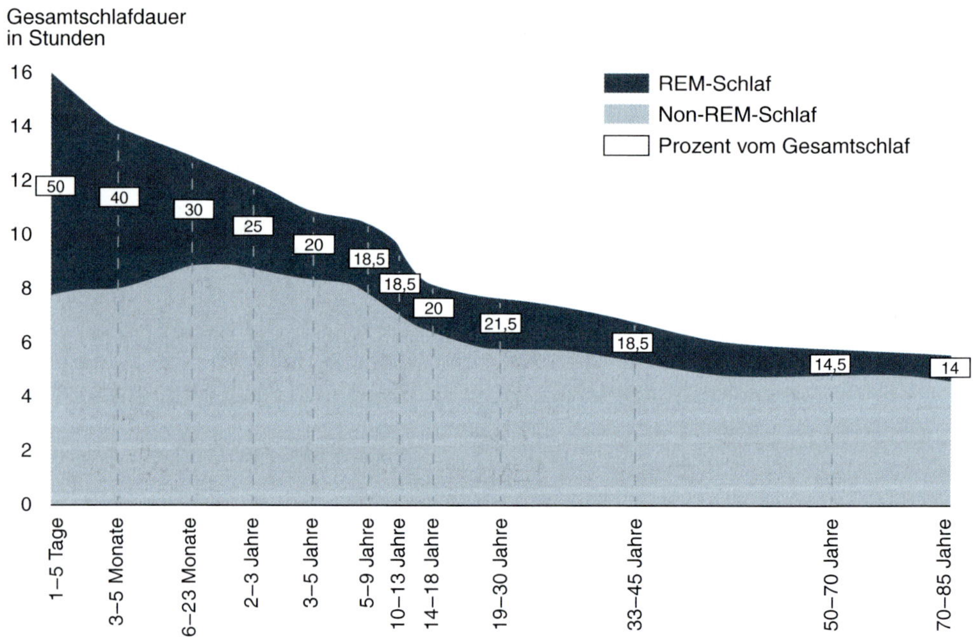

Quelle: Eigene Darstellung

Die Schlafphasen sind unterschiedlich lang im Lebensverlauf. Der REM-Schlaf wird tendenziell kürzer, und der Wachzustand wird länger.

Rhythmen und Takte des Lebens

Ein Tag hat 24 Stunden, von denen zwei Drittel der Aktivität gehören und ein Drittel der Erholung dient. Seit Urzeiten richten die Lebewesen ihre Wach- und Schlafphasen nach der Erdrotation aus, koordinieren Aktivität und Passivität mit dem Wechsel von Licht und Dunkelheit als stärkstem Taktgeber der inneren Uhr. Der nächststärkste Taktgeber ist die Nahrungsaufnahme, danach kommen soziale Aktivitäten, die – besonders wenn sie regelmäßig sind – unseren Organismus ebenfalls takten. Letztlich sind wir genetisch alle noch auf das Leben in Freiheit, Wildheit, Natur und sozialen Gruppen geprägt. Unsere Gene haben trotz all unserer zivilisatorischen Annehmlichkeiten, der Emanzipation von den Bedingtheiten der rauen Natur und der vielen spannenden neuen Erkenntnisse der sogenannten Epigenetik (der Tatsache, dass Gene durch vielerlei Eiweißmoleküle umprogrammiert werden können und sich so der Umwelt anpassen) immer noch viele ihrer uralten Taktmuster behalten und beeinflussen unser Leben – wenn auch vielfach unbewusst – weiterhin in mannigfacher Weise.

Die chronobiologischen Rhythmen und Takte des Organismus sind eng miteinander verknüpft und fein aufeinander abgestimmt, damit die zahlreichen hochkomplexen Funktionen unseres Körpers und unserer Psyche funktionieren können. So wird zum Beispiel die durch unsere Blutplättchen (Thrombozyten) bedingte Blutgerinnung sowohl von der Konzentration zirkulierender Hormone und flüssiger Gerinnungsfaktoren im Blut beeinflusst als auch von der Gefäßwandspannung bestimmter Arterien, dem Flüssigkeitshaushalt allgemein und noch von vielen weiteren Parametern. In den frühen Morgenstunden ist nun die Verklumpungswahrscheinlichkeit der Blutplättchen am höchsten, weshalb es in den Morgenstunden – und hier häufig auch aus dem Schlaf heraus – zu deutlich mehr Herzinfarkten und Schlaganfällen kommt als zu anderen Tageszeiten.

Abbildung 8 | **Das Leben folgt Phasen und Rhythmen**

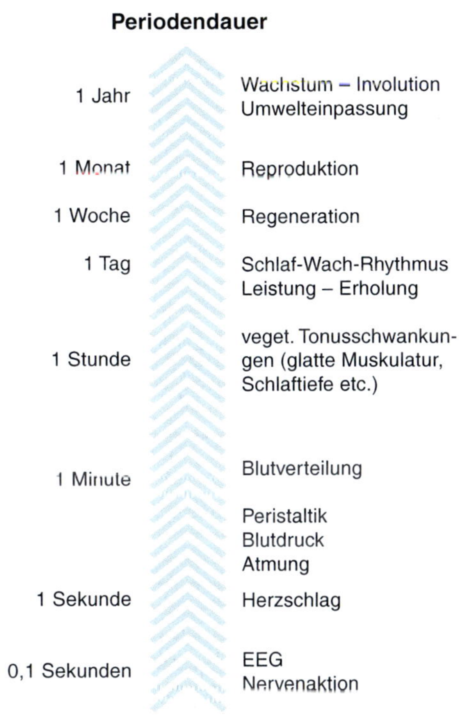
Periodendauer
1 Jahr
Wachstum – Involution
Umwelteinpassung
1 Monat
Reproduktion
1 Woche
Regeneration
1 Tag
Schlaf-Wach-Rhythmus
Leistung – Erholung
1 Stunde
veget. Tonusschwankungen (glatte Muskulatur, Schlaftiefe etc.)
1 Minute
Blutverteilung
Peristaltik
Blutdruck
Atmung
1 Sekunde
Herzschlag
0,1 Sekunden
EEG
Nervenaktion

Quelle: http://www.wissenschaftlichemusikmedizin.de/01/07_Artikel/07_Chronomedizin/0702_Periodendauern.php

Natur und Leben folgen bestimmten Phasen. Sie können unterschiedlich lang sein – vom Jahreszeitenwechsel bis zum Puls – und sind nur begrenzt beeinflussbar.

Bei älteren Menschen nimmt der Tagesgesamtschlaf dann wieder leicht zu. Frühere Studien haben gezeigt, dass der Schlafbedarf älterer Menschen leicht abnimmt gegenüber unter 70-Jährigen. Da die Unterschiede sehr gering sind, sollten wir sie nicht überbewerten.

Während Säuglinge mehrmals täglich rhythmisch zwischen Wachen und Schlafen wechseln, finden wir bei einjährigen Kindern bereits eine längere Nachtschlafphase sowie meist zwei kürzere Tagschlafepisoden. Der »Monoblock-Nachtschlaf« des Erwachsenen stellt sich erst ab circa dem zehnten Lebensjahr ein und bleibt dann bis ins höhere Lebensalter der präferierte Tag-Nacht-Rhythmus des westlichen Menschen. Ein Mittagsschläfchen (Nickerchen, Power-Nap) kann in nahezu jedem Lebensalter eine zusätzliche Erfrischung bringen, da hierdurch das chronobiologische Mittagstief besser überbrückt werden kann, ein Zurückschwenken zu einem echten biphasischen bis polyphasischen Rhythmus findet aber erst im höheren Lebensalter statt. Dieses (Wieder-)Aufsplitten des Schlafs auf zwei bis mehrere Phasen hat dann einen insgesamt brüchigeren und kürzeren Nachtschlaf des betagten Menschen zur Folge, der dann wiederum durch die kürzeren Tagschläfchen kompensiert wird.

Bettliegezeiten von Jung und Alt

Jene, die voll im Berufsleben stehen, gehen deutlich später zu Bett als die über 60-Jährigen. Die älteren Menschen haben jedoch am Wochenende keine ausgeprägte Veränderung der Aufstehzeiten (weiterhin etwa zwischen sieben und acht Uhr), während für die jüngeren Menschen das Wochenende die Zeit des Ausschlafens ist. Berufstätige bleiben dann länger liegen, was ein Hinweis darauf ist, dass sie in dieser Zeit Schlaf nachholen, der ihnen während der Arbeitswoche fehlt. Die unter 30-Jährigen stehen am Wochenende sogar erst nach neun Uhr auf.

Die eigentliche Bettliegezeit der Jüngeren im Vergleich zu Älteren unterscheidet sich deutlich an den Werktagen, an den Wochenenden gleichen sie sich an. Während der Werktag für die Jüngeren von der Notwendigkeit geprägt ist, Alltag, Hobby und Beruf in Einklang zu bringen, und somit die Bettliegezeit etwas mehr als acht Stunden beträgt, so ist es am Wochenende für die Älteren und Jüngeren gleichermaßen möglich, über zehn Stunden im Bett zu verbringen.

Abbildung 9 | **Bettliegezeiten von Jung und Alt**

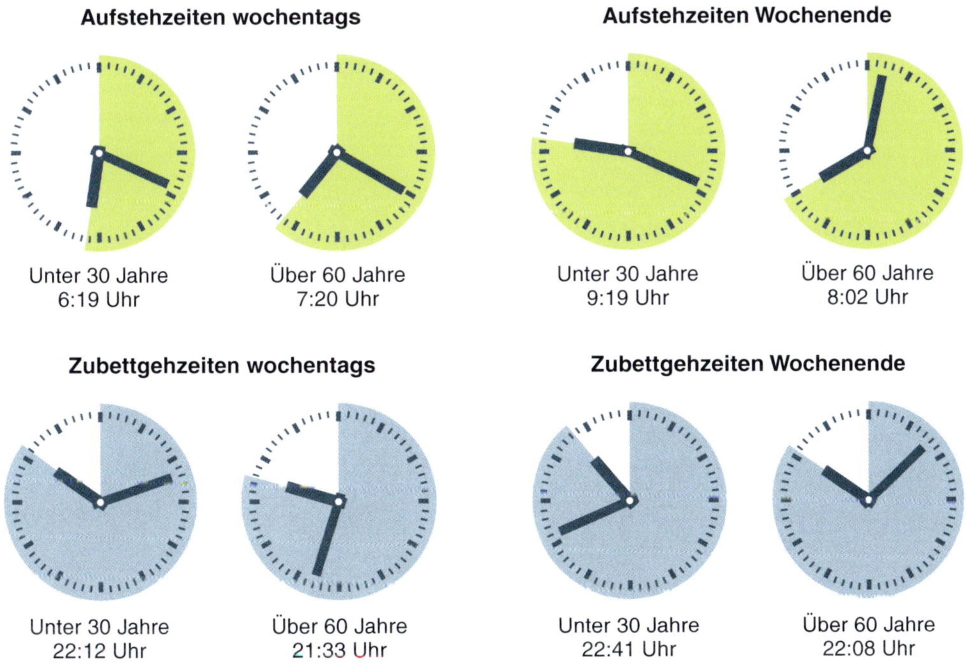
Aufstehzeiten wochentags
Unter 30 Jahre
6:19 Uhr
Über 60 Jahre
7:20 Uhr
Aufstehzeiten Wochenende
Unter 30 Jahre
9:19 Uhr
Über 60 Jahre
8:02 Uhr
Zubettgehzeiten wochentags
Unter 30 Jahre
22:12 Uhr
Über 60 Jahre
21:33 Uhr
Zubettgehzeiten Wochenende
Unter 30 Jahre
22:41 Uhr
Über 60 Jahre
22:08 Uhr

Quelle: Emnid 2016

Unter der Woche gehen die Jungen deutlich später ins Bett und stehen früher auf als die Älteren.

Am Wochenende nähern sich die Zubettgehzeiten von Jung und Alt an. Aber die Jungen stehen später auf als die Älteren.

Ältere liegen also etwas länger im Bett als Jüngere, sie geben eine längere Schlafzeit an und können sich offenbar an Werktagen wie auch an Wochenenden richtig ausschlafen. Wie wirkt sich das auf ihre Schlafqualität aus? Die Zufriedenheit mit dem Schlaf und das morgendliche Wohlbefinden nehmen im höheren Lebensalter wieder deutlich zu. Jüngere Leute (unter 30) und ältere (über 60) bewerten ihren Schlaf insgesamt besser (mit Werten um die 7,2) als Menschen zwischen 30 und 60 (mit Werten um die 6,6). Am schlechtesten schlafen die Berufstätigen, besonders in der Mitte des Lebens, also zwischen 40 und 60. Danach wird der Schlaf wieder deutlich erholsamer und subjektiv besser bewertet. Entsprechend geben auch nur 24 Prozent der Menschen über 60 Jahre an, dass sie gerne noch mehr schla-

Circa 50 Prozent aller Menschen erinnern sich an Träume in der Nacht, und hier unterscheiden sich die unter 30-Jährigen nur wenig von den über 60-Jährigen. Das Erinnern an Träume nimmt im Alter etwas zu, und überraschenderweise nehmen Albträume, die oft bis gelegentlich auftreten, im höheren Lebensalter eher ab, während über 30 Prozent der Menschen unter 30 Jahren unter regelmäßigen Albträumen leiden.

fen würden. Dagegen ist der Wunsch nach mehr Schlaf insbesondere in der Gruppe der 30- bis 60-Jährigen deutlich höher, fast 40 Prozent. Das heißt, für ältere Menschen über 60 Jahre scheint es doch so zu sein, dass die längeren Bettliegezeiten und die längere Schlafdauer als positiv empfunden werden und weniger als quälend und zermürbend. Fragt man nun die über 60-Jährigen nach den Gründen für schlechten Schlaf, dann geben sie an, der wichtigste Grund im Alter seien zunehmende gesundheitliche Probleme. Dagegen sind verständlicherweise die Aspekte des beruflichen Stresses als Einflussfaktor auf schlechten Schlaf bei den über 60-Jährigen gering, und auch der familiäre Stress hat bei den über 60-Jährigen subjektiv einen weniger starken Einfluss auf die Schlafqualität.

Ist die längere Schlafenszeit der älteren Menschen möglicherweise ein Effekt des zunehmenden Schlafmittelkonsums? Unterscheidet man den Schlafmittelkonsum von mindestens drei Mal die Woche der unter 30-Jährigen und der über 60-Jährigen, zeigt sich, dass 8 Prozent der über 60-Jährigen regelmäßig drei Mal die Woche Schlafmittel einnehmen (von den unter 30-Jährigen null Prozent). Ebenso nehmen die 30- bis 60-Jährigen, die mitten in der Berufstätigkeit stehen, seltener Schlaftabletten ein: 93 Prozent haben in den letzten vier Wochen gar keine Schlafmittel konsumiert, bei den über 60-Jährigen können das nur 84 Prozent sagen.

Aktivitäten in der letzten Stunde vor dem Zubettgehen

Ältere Menschen schauen doch nicht häufiger fern als die jüngeren Leute. 85 Prozent sowohl der unter 30-Jährigen als auch der über 60-Jährigen verbringen die letzte Stunde vor dem Zubettgehen mit Fernsehen. Ähnlich vergleichbare Zahlen ergeben sich für Essen und Trinken. Dagegen sind die Jüngeren doch etwas lesefauler als die Älteren, bei Ersteren sind es etwa 30 Prozent, die in der letzten Stunde vor dem Zubettgehen ein Buch oder eine Zeitschrift lesen. Dagegen greifen immerhin über 40 Prozent der über 60-Jährigen in diesem Zeitraum noch zur Lektüre.

Der größte Unterschied liegt in der Nutzung digitaler Medien sowie im Ritual des abendlichen Betens. 35 Prozent der über 60-Jährigen beten in der letzten Stunde vor dem Zubettgehen, aber nur 10 Prozent von ihnen nehmen in dieser Zeit digitale Medien wie PC oder Tablet zur Hand. Die 30- bis 60-Jährigen nutzen in der letzten Stunde vor dem Zubettgehen noch zu 55 Prozent digitale Medien, aber nur 10 Prozent der Jüngeren sprechen ein abendliches Gebet.

Kurz und knapp

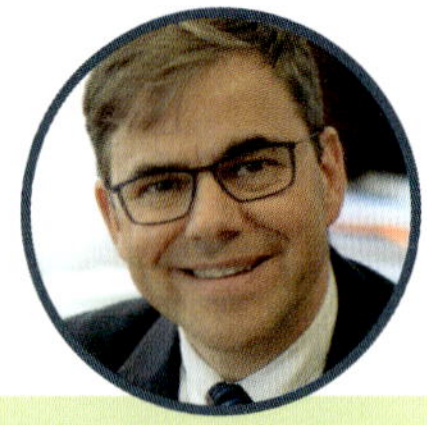

von Prof. Peter Young

1 Das Schlafbedürfnis ist bei Neugeborenen am größten und nimmt kontinuierlich ab. Kleinkinder schlafen zwischen neun und zwölf Stunden täglich, Jugendliche benötigen mindestens acht bis neun Stunden, und Erwachsene sollten eine durchschnittliche Schlafdauer von sieben bis acht Stunden einhalten – im Durchschnitt schlafen die Deutschen aktuell aber nur 6:54 Stunden pro Nacht.

2 Bei älteren Menschen nimmt der Tagesgesamtschlaf insgesamt wieder leicht zu, auf 7:24 Stunden. Senioren gehen im Vergleich zu jüngeren Menschen werktags 39 Minuten früher zu Bett: um 21 Uhr 33 im Unterschied zu 22 Uhr 12. Sie stehen werktags allerdings auch fast eine Stunde später auf als die unter 30-Jährigen.

3 Ältere Menschen stehen auch am Wochenende etwa zwischen sieben und acht Uhr auf, während für die Jüngeren das Wochenende die Zeit des Ausschlafens ist. Berufstätige bleiben dann noch länger liegen, weil sie ihr über die Werktage aufgebautes Schlafdefizit ausgleichen.

4 Die Zufriedenheit mit dem Schlaf und das morgendliche Wohlbefinden nehmen im höheren Lebensalter wieder deutlich zu. Jüngere Leute (unter 30) und ältere (über 60) bewerten ihren Schlaf insgesamt besser (mit Werten um die 7,2) als Menschen zwischen 30 und 60 (mit Werten um die 6,6). Am schlechtesten schlafen somit die Berufstätigen, wobei die Talsohle bei den 40- bis 60-Jährigen erreicht ist.

5 16 Prozent der über 60-Jährigen nehmen regelmäßig mindestens ein Mal pro Woche Schlafmittel ein. Dagegen nehmen jüngere Menschen seltener Schlaftabletten ein, ebenso die 30- bis 60-Jährigen, die mitten in der Berufstätigkeit stehen.

6 Ältere Menschen schauen anscheinend doch nicht häufiger fern als jüngere Leute. 85 Prozent sowohl der unter 30-Jährigen als auch der über 60-Jährigen verbringen die letzte Stunde vor dem Zubettgehen mit Fernsehschauen. Bei der Lektüre eines Buchs unterscheiden sie sich aber: 46 Prozent der Senioren, aber nur 31 Prozent der Jüngeren greifen zur Gutenachtlektüre. Ein richtiger »Medienbruch« ist das Smartphone. Nur 10 Prozent der Senioren nutzen es vor dem Lichtlöschen, dagegen 64 Prozent der unter 30-Jährigen und immerhin 55 Prozent der 30- bis 60-Jährigen.

Expertentipps

von Dr. Michael Feld

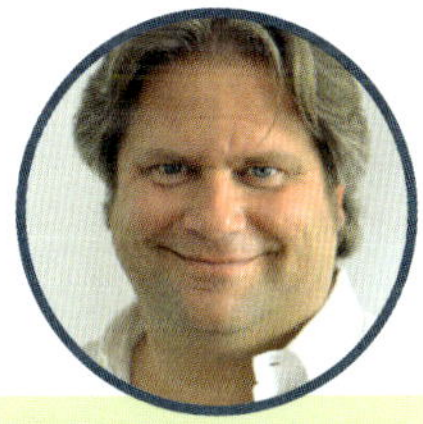

- Mit zunehmendem Lebensalter wird der Nachtschlaf störanfälliger, dafür können ältere Leute dieses Defizit besser mit kurzen Tagschlafphasen kompensieren. Man sollte sich im Alter also nicht auf die berühmten »sieben bis acht Stunden Schlaf am Stück« festlegen und es nicht als krankhaft ansehen, wenn dem im höheren Lebensalter nicht mehr so ist. Eine halbwegs entspannte Haltung dem Schlaf gegenüber kann helfen, die Nacht nicht so kritisch zu sehen und sich nicht verrückt zu machen.

- Menschen, die im Berufsleben stehen, haben häufig eine verkürzte Schlafdauer. Wenn pro Tag nicht zu viel Schlafenszeit eingebüßt wird, ist es möglich und sinnvoll, dieses Defizit durch längeres Ausschlafen am Wochenende zu kompensieren.

- Schlafmittel können für schwer Schlafgestörte auch im Alter sinnvoll und notwendig sein. Allerdings sollten von ärztlicher Seite aus regelmäßig die Art des Medikaments und die Dauer der Einnahme kritisch überprüft werden. Im Alter steigt nachts die Sturzgefahr durch manche Schlaftabletten an.

- Ein- bis zweimaliges nächtliches Wasserlassen ist nicht ungewöhnlich, sollten Sie regelmäßig häufiger nachts zur Toilette müssen, kann eine ärztliche Untersuchung sinnvoll sein.

- Kleine Kinder schlafen noch nicht so konstant am Stück wie Erwachsene. Es ist völlig normal, dass es eine Zeit lang braucht, bis Kinder nachts durchschlafen, auch wenn das gerade für berufstätige Eltern sehr stressig sein kann.

- Kinder brauchen Sicherheit. Geben Sie kleinen Kindern auch nachts das Gefühl, dass jemand schnell zur Stelle ist, wenn das Kind etwas möchte. Das lohnt sich, denn später wird Ihr Kind beruhigter durchs Leben gehen.

- Schaffen Sie Kindern einen kühlen Schlafraum und legen Sie sie zum Schlafen nie auf den Bauch, sondern immer nur auf den Rücken.

- Lassen Sie Babys in Schlafsäcken schlafen und nicht mit Decken.

- Im Alter können warme Füße sehr schön beim Einschlafen helfen.

4

Schlaf und Arbeitswelt

Wir leben in einer stark ökonomisch orientierten Leistungsgesellschaft, in der Arbeit und Beruf einen wesentlichen Teil unseres Lebens und Lebenssinns ausmachen. Rechnet man die Zeiten von Hinfahrt und Rückfahrt zu den allermeisten Arbeitsstätten hinzu, entfallen oftmals mehr als zehn Stunden täglich auf das Arbeitsleben. Für die Managerelite ist wenig Schlaf sogar ein Zeichen besonderer Qualifikation. Das *Manager Magazin* beschrieb die deutschen Topmanager als »Besessene«, die »ackern, als gäbe es kein Morgen«: Sie haben »niemals frei und niemals Zeit«, sie sind »ständig unterwegs«, sie »arbeiten fast rund um die Uhr«, und nach einem 16-Stunden-Arbeitstag fordern sich viele noch ein erkleckliches Sportpensum ab. Auch der Körper soll optimiert werden. Schlaf gilt in dieser Kaste gemeinhin als notwendiges Übel – wenn man sich überhaupt um den Schlaf kümmert, dann nur, um am nächsten Tag noch fitter und leistungsfähiger zu sein. Schlafen an sich, das Abschalten des Wachbewusstseins und Hineinsinken in unbewusste Welten, gilt als Zeitverschwendung, als Faulenzerei. Zwar schütteln die meisten Menschen über die Workaholics in den Chefetagen nur den Kopf, aber eine gesunde Work-Life-Balance gelingt uns allen immer weniger. Die Topmanager sind nur die Spitze einer Gesellschaft, die rund um die Uhr und sieben Tage die Woche aktiv sein soll und deshalb schlicht zu wenig Zeit für Schlaf und Regeneration hat.

Die Daten unserer Studie geben dieser Zeitdiagnose leider recht: Berufstätige schlafen weniger und erheblich schlechter als Nichtberufstätige.

Abbildung 10 | **Wann Berufstätige aufstehen**

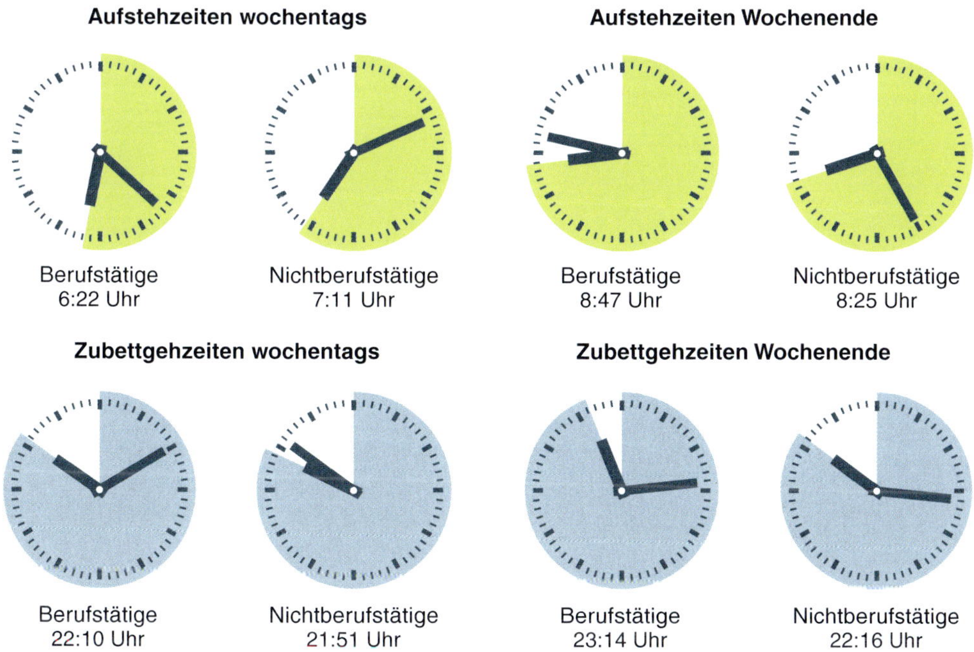
Aufstehzeiten wochentags
Aufstehzeiten Wochenende
Berufstätige
6:22 Uhr
Nichtberufstätige
7:11 Uhr
Berufstätige
8:47 Uhr
Nichtberufstätige
8:25 Uhr
Zubettgehzeiten wochentags
Zubettgehzeiten Wochenende
Berufstätige
22:10 Uhr
Nichtberufstätige
21:51 Uhr
Berufstätige
23:14 Uhr
Nichtberufstätige
22:16 Uhr

Quelle: Emnid 2016

Berufstätige stehen wochentags deutlich früher auf und gehen später zu Bett als Nichtberufstätige. Den fehlenden Schlaf holen sie am Wochenende nach.

Arbeitende Menschen haben oft den Wunsch, mehr zu schlafen. 38 Prozent der Berufstätigen klagen über Schlafmangel, während es bei den Nichtberufstätigen nur 28 Prozent sind. Gutverdiener (über 3500 Euro netto im Monat) wünschen sich sogar zu 49 Prozent mehr Schlaf.

Diese Klage der Berufstätigen ist nachvollziehbar, denn sie schlafen im Durchschnitt nur 6:42 Stunden unter der Woche, also kürzer als der Durchschnitt in Deutschland, der 6:54 Stunden beträgt – Nichtberufstätige schlafen sogar 7:18 Stunden täglich.

Wer morgens zur Arbeit muss, steht früher auf. Erwerbstätige springen unter der Woche durchschnittlich um 6:22 aus den Federn. Nichtberufstätige klettern erst um 7:11 Uhr aus dem Bett. Das über die Werktage hinweg aufgebaute Schlafdefizit gleichen die Berufstätigen dann am Wochenende aus, indem sie richtig ausschlafen. Am Wochenende bleiben sie 9:20 Stunden im Bett – was naturgemäß nicht bedeutet, dass sie auch so lange schlafen. Aber sie verbringen immerhin 70 Minuten länger im Bett als an Werktagen. Nichtberufstätige haben zwar ebenfalls am Wochenende längere Bettzeiten, doch dauern diese nur 40 Minuten länger als unter der Woche. Das Bedürfnis, fehlenden Schlaf zu kompensieren, ist bei den Erwerbstätigen somit deutlich größer.

Das Schlafdefizit entsteht auch dadurch, dass Berufstätige an Werktagen später zu Bett gehen: 40 Prozent zwischen 22 und 23 Uhr und 30 Prozent zwischen 23 und 00 Uhr. Sie brauchen abends länger, um abzuschalten und zur Ruhe zu kommen.

Alle Daten sprechen dafür, dass die Berufstätigen mit ihrem Schlaf übermäßig unzufrieden sind: Auf einer Skala von 0 (= gar nicht zufrieden) bis 10 (= sehr zufrieden) bewerten sie ihren Schlaf aktuell nur mit der Note 6,8, während die Nichtberufstätigen ihren Schlaf im Schnitt mit 7,1 bewerten. Nur 19 Prozent der Berufstätigen geben die sehr guten Werte von 9 und 10 an gegenüber 34 Prozent bei den Nichtberufstätigen.

Zudem fühlen sich die Erwerbstätigen nach dem Aufwachen eher schlapp und erschlagen. Sie geben ihrer morgendlichen Fitness die Note 6,5 – im Unterschied zu den Nichtberufstätigen, die sich eine 6,8 geben. Als topfit nach dem Aufwachen bezeichnen sich lediglich 16 Prozent der Erwerbstätigen, aber 23 Prozent der Nichtberufstätigen. Ganz schlecht schneiden hier die Gutverdiener ab, die insgesamt über große morgendliche Anlaufschwierigkeiten klagen und der Fitness, mit der sie in den Tag starten, nur die Note 6,2 geben.

Die schlechtere Schlafqualität der Berufstätigen hat auch damit zu tun, dass immer mehr Menschen auch an den Wochenenden arbeiten müssen und die Arbeitszeiten insgesamt flexibler werden, wodurch die Trennung zwischen Arbeit und Freizeit immer mehr verschwimmt. 46 Prozent der Erwerbstätigen gehen keiner »regulären« Fünftagewoche oder einem »normalen« Achtstundenarbeitstag nach, sondern arbeiten mittlerweile regelmäßig an Samstagen, Sonn- und Feiertagen, im Schicht-, Nacht- oder Bereitschaftsdienst beziehungsweise haben durch ständige E-Mail-Erreichbarkeit auch konstant das Gefühl, »on duty« zu sein. Richtiges »Abschalten« ist so nur noch schwer bis gar nicht mehr möglich. Von den Wochenendarbeitern klagen knapp 50 Prozent über zu wenig Schlaf. Sie bewerten ihre Schlafzufriedenheit mit nur 6,4 Punkten, lediglich die Schichtarbeiter bewerten ihren Schlaf mit 6,2 Punkten noch schlechter. Flexible Modelle sollen zwar dabei helfen, Privatleben und Beruf besser in Einklang zu bringen, Studien über Berufstätige zeigen aber, dass Erwerbstätige mit festem Arbeitsbeginn und -ende zufriedener mit ihrer Freizeit sind.

73 Prozent der Deutschen haben Angst, dass sie dem zunehmenden Veränderungsdruck im Berufsleben nicht gewachsen sind, und 43 Prozent haben das Gefühl, dass der Arbeitsstress in den letzten Jahren zugenommen hat, berichtet der »Stressreport der Bundesregierung«. Auf im Schnitt 43 Arbeitsstunden kommen die Vollzeitbeschäftigten in der Woche – von der 40-Stunden-Woche, die sich 90 Prozent aller Erwerbstätigen als Maximum vorstellen, sind wir also weit entfernt.

Als wichtigsten Grund für schlechten Schlaf geben 28 Prozent der Deutschen »Stress während der Arbeit« an. Von den Berufstätigen sind es 43 Prozent, und aus der Generation der 40- bis 49-Jährigen sagen das sogar 46 Prozent. Wie es scheint, wird die Digitalisierung hier keine Erleichterungen bringen, im Gegenteil. Die damit zusammenhängende Ablenkung und die Beschleunigung des Lebens erzeugen Hektik, und es kann kaum noch zwischen Arbeit und Freizeit unterschieden werden, weil virtuelle Arbeit keine physischen Zeitgrenzen kennt. Den eigenen Körper muss man noch irgendwohin schleppen, fahren, fliegen, wenn man mit ihm an einem bestimmten »Arbeitsplatz« arbeiten will oder muss. Das Gehirn ist durch die virtuelle Arbeit aber fast überall, wo ein PC, Laptop, Tablet oder Smartphone zur Verfügung steht, von den Raum und Zeitgrenzen entkoppelt und dadurch im Prinzip ständig »arbeitsfähig«. Dabei braucht gerade unsere Oberstube irgendwann wirklich eine Auszeit, damit sie nicht durch- und ausbrennt.

Der Körper braucht Ruhe, aber das Gehirn braucht Schlaf

Gerade die überaus sensiblen Großhirnneuronen brauchen Schlaf, um sich von den am Tag angefallenen Stoffwechselendprodukten zu befreien. Das Gehirn verbraucht etwa 20 Prozent der gesamten Energie des Körpers, obwohl es mit circa 1,5 Kilogramm bei einem 75 Kilogramm schweren Menschen gerade mal 2 Prozent des Gewichts ausmacht. Pro Tag gelangen Abermilliarden von Bits über unsere Sinnesorgane ins Gehirn, welches die Datenmenge bereits am Tag so hocheffektiv zu filtern versucht, dass nur wenige Prozent davon dem Bewusstsein zugänglich werden. Alleine diese

Informationsmenge ist aber immer noch so immens, dass pro 24 Stunden etwa ein Drittel der Zeit im »Offline-Modus« nötig sind, um all die Bits und Bytes zu ordnen, zu klassifizieren und abzuspeichern. Diesen Offline-Modus des Gehirns nennen wir Schlaf. Hier wird nun geschaut, welche der Unmengen an Information des Tages man wirklich braucht, welche nicht, wie das alles verpackt und verkabelt werden soll, welche Synapsen verstärkt, welche geschwächt oder sogar ganz abgebaut werden sollen. Die Natur arbeitet hier äußerst effizient. Wir kennen inzwischen sogar eine regelrechte »Gehirn-Waschmaschine«, die nur im Schlaf funktioniert. Die sogenannte Glia, Ernährungs- und Stützgewebezellen des Gehirns, schwillt in rhythmischer Folge an und ab und pumpt so Zwischenzellwasser, also Gehirnlymphe, mitsamt dem Stoffwechselmüll der Neuronen weg und führt dieses Abwasser den Hirnventrikeln zu, wo es abgepumpt wird. Bekommen wir nun zu wenig oder zu schlechten Schlaf, kann die »glymphatische Pumpe« ihre Arbeit nicht richtig tun. Stoffwechselschlacken können sich anreichern und über Jahrzehnte hinweg sogar demenzielle Erkrankungen wie Alzheimer auslösen.

In einer dimap-Umfrage sagen 47 Prozent der Befragten, ihre Tätigkeit sei durch die Digitalisierung stressiger geworden. Die ständige Erreichbarkeit für Kunden, Kollegen und Vorgesetzte wird von der Hälfte der Berufstätigen eher negativ eingeschätzt, jeder dritte sieht sie dagegen eher positiv. Würden wir die Geschwindigkeit im beruflichen Hamsterrad für uns alle reduzieren, hätten wir auch eine bessere Nachtruhe und kämen munterer aus den Federn.

Besondere Schlafprobleme wegen »Stress bei der Arbeit« haben Menschen, die in Großstädten wohnen – 44 Prozent klagen darüber. Von den Gutverdienern sind es 46 Prozent und von den Nacht- und Wochenendarbeitern 44 Prozent. Nochmals zum Vergleich: Im bundesweiten Durchschnitt

Am heftigsten klagen aber Mütter im Vollzeitjob über schlechten Schlaf, den ihnen der Stress bei der Arbeit bereitet: 53 Prozent sind es, der höchste Wert aller gesellschaftlichen Gruppen. Hausfrauen geht es im Vergleich dazu sehr gut: Nur 10 Prozent leiden nach eigenem Bekunden unter Arbeitsstress im Haushalt. Auch Familie und Gesundheit bereiten ihnen weniger Schlafprobleme als den meisten anderen in der Gesellschaft – und hier vor allem den berufstätigen Frauen. Die so oft zitierte und real existierende Doppelbelastung, zugleich eine gute Mutter und beruflich erfolgreiche Frau zu sein, schlägt sich massiv auf die Schlafqualität nieder. 69 Prozent aller Berufstätigen stimmen in einer aktuellen dimap-Umfrage der Aussage zu: »Das Berufsleben ist heutzutage sehr stressig, daher ist es schwieriger, eine Familie zu gründen, als früher.«

geben lediglich 28 Prozent an, wegen Arbeitsstress schlecht zu schlafen. Wer also in einem Topjob in der Großstadt und viel am Wochenende arbeitet, hat eine hohe Chance auf schlechten Schlaf.

Noch vor 200 Jahren haben gut drei Viertel aller Deutschen unter freiem Himmel gearbeitet, zumeist körperlich auf dem Feld. Die Männer schmiedeten das Eisen und beschlugen die Pferde, die Frauen wuschen im Fluss die Wäsche und boten die Erzeugnisse ihrer Feldarbeit auf den Märkten feil. Es gab für die Menschen daher immer genug helles Licht am Morgen und genug Dunkelheit am Abend. Die Glühlampe, die erstmals die Dunkelheit ausreichend zu vertreiben vermochte, wurde erst 1880 von Thomas Alva Edison erfunden. Der Rhythmus der Menschen war bestimmt vom Lauf der Sonne über den Horizont und vom meist körperlich anstrengenden Tagewerk. Heute arbeiten über 80 Prozent aller Deutschen in geschlossenen Räumen und fast nur noch mit dem Kopf. Hier herrschen trotz subjektiv ausreichender Helligkeit fast ausnahmslos Beleuchtungsstärken von nur etwa 600 Lux vor. Um aber morgens richtig wach und fit zu werden, brauchen wir mindestens 2500 Lux. Diese werden im Frühjahr und Sommer durch das zusätzlich durch die Fenster von außen in die Räume einfallende Licht meist noch irgendwie erreicht, im Herbst und Winter aber fehlen uns hier deutliche Lichtstärken. Es ist inzwischen eindeutig belegt, dass Lichtmangel die Stimmung drückt, Wachheit erschwert und auch den Schlaf-Wach-Rhythmus stört. Lichtmangel führt unter anderem zu einem Mangel des stimmungsaufhellenden Botenstoffs Serotonin im Gehirn und zu einem morgendlichen Überhang des Dunkelheitshormons Melatonin.

Berufstätige gönnen sich tagsüber seltener Schlaf als Nichtberufstätige. Während 53 Prozent der Nichtberufstätigen sich gelegentlich ein Tagesschläfchen genehmigen, sind es bei den Erwerbstätigen nur 36 Prozent. Sie können es sich zeitlich oder imagemäßig schlicht nicht leisten. Zudem gibt es selten am Arbeitsplatz eine Gelegenheit dazu. Der Mittagsschlaf ist immer noch schlecht angesehen. Er wurde im Zuge der Disziplinierung der Zeitregimes Ende des 19. Jahrhunderts abgeschafft und erfolgreich sozial geächtet. Damals dampfte die Industriegesellschaft – auch durch den Siegeszug der Eisenbahn, deren Eintreffen und Abfahren minutiös geregelt sein wollten – die vielen nebeneinander existierenden regionalen Zeitzonen ein und ließ die Werktätigen pünktlich auf die Minute – in Flensburg wie in Essen, in Stuttgart wie in Köln – beim Arbeitsappell antreten. Mittagsschläfer gelten seither als faul und unmotiviert. Tatsächlich würde uns ein Mittagsschläfchen aber nützen und sogar die Produktivität erhöhen. Beim Stichwort Produktivität horchen neuerdings die Unternehmen auf und überdenken das betriebliche Schlafverbot. Denn gerade diejenigen, die ohnehin schlecht schlafen und damit tagsüber oft müde, gereizt, unkonzentriert und weniger leistungsfähig sind, würden von einem Nickerchen zwischendurch besonders profitieren. Dasselbe Bild zeigt sich auch beim unfreiwilligen »Einnicken am Tag«, der Tagesmüdigkeit, dem Sekundenschlaf. 25 Prozent der Berufstätigen passiert das gelegentlich, bei den Nichtberufstätigen 37 Prozent. Bei den Topmanagern sind es gerade mal 19 Prozent. Das mag daran liegen, dass sie insgesamt über ein Naturell verfügen, das weniger Schlaf braucht, aber auch daran, dass sie sich das Wegdämmern nicht leisten können.

Abends fällt es vielen Leuten schwer, den Kopf frei zu bekommen und die Arbeitsthemen hinter sich zu lassen. Das »Runterkommen« wird oft umso schwieriger, je weniger Körper und Seele am Tage angesprochen werden und/oder abends noch zu ihrem Recht kommen. Das Gehirn bleibt oftmals in den am Tag so oft befahrenen Denkschleifen hängen und kommt von selbst nicht gut heraus. Nervliche Daueranspannung am Tag, die nicht durch regelmäßige Pausen oder abwechselnde Bewegung ausgeglichen wird, führt oftmals zu Ein- und Durchschlafproblemen in der Nacht.

Die Schlafprobleme der Topmanager

Apple-Chef Tim Cook steht nach eigenen Angaben um 3 Uhr 45 auf, checkt zuerst seine E-Mails und trainiert dann im Fitnessstudio. Auf dem Weg ins Büro holt er sich bei Starbucks einen Kaffee, um erneut E-Mails zu checken. Wenn die Mitarbeiter gegen sieben Uhr aufstehen und ins Büro fahren, ist Cook bereits stundenlang wach. »Wenn man liebt, was man tut, sieht man es nicht als Arbeit an«, behauptete er einmal gegenüber dem *Time Magazine*. Doch so selbst gewählt, wie Cook glauben machen will, ist dieser Schlafmangel nicht. In einer Allensbach-Studie unter Spitzenmanagern, -beamten und -politikern sagte jeder Zweite, dass er als Normalschläfer keine Chance auf einen Spitzenjob gehabt hätte. Das Hamsterrad fordert eben seinen Preis.

Generell gilt, dass Leute mit hohem Einkommen (über 3500 Euro netto im Monat) mit 6:30 Stunden pro Tag 24 Minuten kürzer schlafen als der Durchschnitt (6:54 Stunden). Sie gehen später zu Bett als niedrigere Ein-

Das Mittagstief

Zwischen 14 Uhr und 16 Uhr haben die meisten Menschen ein physiologisches Tief. Um diese Zeit sinkt – genau wie zwölf Stunden zuvor und später in der Nachtmitte – die Körperkerntemperatur um bis zu ein Grad Celsius ab. Wir werden müde, empfindlich, und sollten uns dann tatsächlich für 20 bis 30 Minuten hinlegen und ein Nickerchen machen, heute neudeutsch »Power Napping« genannt. Dösen reicht schon. Die Zeit nach dem Mittagessen (»Suppenkoma«) ist für die Regeneration gedacht.

Der Mittagsschlaf, das Nickerchen, der Power-Nap ist inzwischen wissenschaftlich gut untersucht und als eindeutig gesundheitsförderlich erkannt. Eine große Studie aus Griechenland – eines der südeuropäischen Siesta-Länder, die aufgrund des wirtschaftlichen Drucks diese uralte Kultur zunehmend abschaffen und einbüßen – konnte an fast 20.000 Teilnehmern einen eindeutigen Zusammenhang zwischen Mittagsschlaf und Herzinfarktrate aufzeigen. Die Studie beobachtete das große Kollektiv über mehrere Jahre; eine Hälfte der Studienpopulation machte mittags ein Nickerchen, die andere nicht. Bei der Gruppe, die mittags schlief oder auch nur döste, kam es am Ende zu 37 Prozent weniger Herzinfarkten als bei der Gruppe, die nicht nappte. Spannend ist allerdings, dass die Südeuropäer zwar während der Siesta-Stunden nicht arbeiten, alle Läden geschlossen haben usw., wirklich geschlafen wird aber gar nicht so oft. Eher wird gegessen und geredet. In einer älteren Übersicht (Zulley 2010) und in einer kulturell vergleichenden TV-Dokumentation (ARTE 2016, Feld) waren es tatsächlich die Deutschen, die mittags noch am ehesten wirklich schliefen oder dösten. In der Schlafforschung geht man davon aus, dass in den westlichen Industriegesellschaften besonders bei Berufstätigen der Mittagsschlaf ein Zeichen für Schlafmangel ist, gerade weil er kulturell schlecht angesehen ist.

In Japan gilt Einnicken tagsüber als gesellschaftlich legitimiert (*Inemuri* = anwesend sein und schlafen), während Power-Napping im Rest der auf Leistung und Output getrimmten Welt im Sinne eines »Wer es nötig hat …« eher noch etwas herablassend betrachtet wird. Zwar richten vor allem in den USA immer mehr Unternehmen Power-Napping-Räume für ihre Mitarbeiter ein, wer sich dann dort aber wirklich reinlegt, wird nicht selten als Schlafmütze, Schnarchsack oder Faulpelz tituliert. In Deutschland wird das Thema Nickerchen zunehmend wahrgenommen, aber wirklich durchgesetzt und auch positiv anerkannt wird der erquickliche Mittagsschlaf in den Betrieben bisher noch zu wenig.

Abbildung 11 | **Physiologische Arbeitskurve**

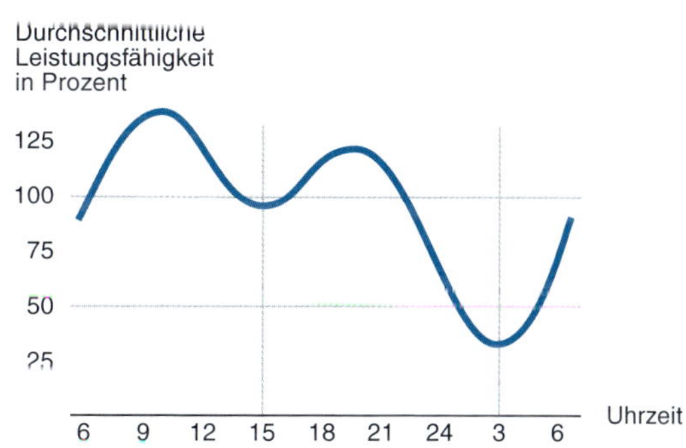

Quelle: Eigene Darstellung

Nach zwölf Uhr fällt unsere Leistungsfähigkeit stark ab und erholt sich erst wieder nach 16 Uhr.

kommensgruppen – 20 Prozent sogar erst zwischen Mitternacht und drei Uhr morgens, das ist im Durchschnitt nur bei 7 Prozent der Deutschen der Fall. Gutverdiener benutzen spätabends häufiger das Smartphone und haben öfter Albträume als Normalverdiener. Sie haben aber insgesamt trotzdem eine leicht höhere Zufriedenheit mit ihrem Schlaf als die normal verdienenden Berufstätigen. Die subjektive Zufriedenheit mit dem Schlaf korreliert also nicht unbedingt mit der absoluten Schlafdauer und scheint zunächst auch unbeeindruckt von manchen Störgrößen. Wie kann das sein? Nun, Schlaf ist ein multifaktorielles Geschehen und wird neben den rein objektiven Parametern auch stark von persönlichen und sozialen Faktoren mitbestimmt. Lebe ich zum Beispiel ein bestimmtes Leistungsideal, dem ich mich innerlich verpflichtet fühle, bewerte ich auch zu wenig Schlaf und Tagesmüdigkeit als weniger negativ, weil zum Gesamtbild dazugehörend. Nur so können auch überaus gebildete Menschen zu Workaholics herangezüchtet werden, die das eigene Gespür für den Stellenwert von Schlaf und Erholung unter dem Primat des Leistungsideals immer mehr einbüßen.

Dafür spricht, dass Manager oft den Wunsch haben, mehr zu schlafen. Niemand sehnt sich so sehr danach wie die Topverdiener. 49 Prozent sind es dort, gegenüber 26 Prozent in der Gruppe mit bis zu 2000 Euro Haushaltseinkommen. Zudem fühlen sich die »Leistungsträger« nach dem Aufwachen eher schlapp und erschlagen. Ihrer morgendlichen Fitness geben die Topverdiener lediglich die Note 6,2, während die Gruppe mit bis zu 2000 Euro Haushaltseinkommen geradezu erfrischt aus dem Bett springt. Sie bewerten ihre morgendliche Fitness mit der Note 6,9. Dass ihnen »Stress bei der Arbeit« Schlafprobleme bereitet, sagen von den Gutverdienern 46 Prozent – von der niedrigen Einkommensgruppe sind es nur 19 Prozent.

Schlaflos bis ins Burn-out

Burn-out in seinen vielen Dimensionen, Abstufungen und Facetten entwickelt sich zur Volksseuche des 21. Jahrhunderts. Burn-out ist das bei Google am häufigsten angeklickte Medizinwort weltweit. Schlafstörungen, chronische Erschöpfung, Gereiztheit, Leistungsabfall und gedrückte Stimmung sind die neuen Dämonen der Global Community. Die Weltgesundheitsorganisation WHO hat für das Jahr 2020 die Depression als weltweit häufigste Erkrankung prognostiziert, noch vor Herz-Kreislauf-Erkrankungen und

Krebs. Quantitativ und qualitativ gestörter Schlaf ist aber vor allem häufig nicht nur Folge, sondern gerade (Mit-)Ursache eines Burn-outs.

Der Preis unserer immer weiter fortschreitenden Emanzipation von den natürlichen Rhythmen, des Wegfalls von Entspannungsphasen und des Zerfaserns in den mannigfachen – evolutionär gesprochen – Luxusproblemen eines ständigen »Zu viel« beginnt nun immer höher zu werden. Wir bezahlen mit unserer Gesundheit und kommen von selbst oft nicht mehr aus der Dauerüberreizung heraus. Die Menschen müssen und/oder wollen ständig erreichbar sein, die traditionelle Trennung zwischen Arbeit und Feierabend löst sich immer mehr auf, sodass auch unser Organismus kaum noch weiß, wann er auf »Anspannung« und wann auf »Entspannung« umschalten kann/soll/darf. Dies führt zu Symptomen der Erschöpfung, ständiger Müdigkeit, Gereiztheit, Angst, fehlender Konzentration und nachlassender körperlicher Kraft. Fast immer ist ein erstes Alarmzeichen die Störung des Schlafs. Man kommt kaum zum Einschlafen, und das Durchschlafen wird immer mehr unterbrochen. Am nächsten Morgen fühlen wir uns wie gerädert, fertig, kaputt, gereizt und wissen nicht, wie wir den Tag überstehen sollen.

Burn-out trifft oft Männer und Frauen, die anstrengende und anspruchsvolle Jobs, Berufe und einen vollen Terminkalender haben. Erst waren es die helfenden Berufe (Ärzte und Pflegepersonal), dann die Lehrer, und im Moment sind es die Angestellten und Selbstständigen der IT-Branche, die die Rangliste der Burn-out Betroffenen anführen. Es sind häufig Menschen, die durch Smartphone, Laptop und ständige Erreichbarkeit dauernd nervlich und hormonell »aktiviert« sind und dadurch immer häufiger Probleme haben, einzuschlafen, durchzuschlafen und auch nur mal 20 Minuten »runterzukommen«. Das System gerät ins Ungleichgewicht, und es machen sich zunehmend »Nervenüberreizungs-Symptome« breit, die auch noch die Tendenz haben, sich auszudehnen, zu chronifizieren, weil sie genau die empfindliche Schaltstelle zu sich normalerweise »automatisch« einstellender Beruhigung, Entspannung und Erholung lahmlegen. Burn-out braucht in der Regel einen hohen Leistungsanspruch an sich selbst und/oder hohe Anforderungen von außen. Hinzu kommen ein geringer eigener Entscheidungsspielraum und viel Fremdbestimmung sowie ein zumeist geringes Maß an interner und/oder externer Gratifikation. Auch die Übernahme von Positionen, für die man eigentlich nicht ausreichend qualifiziert ist, führt oft ins Burn-out.

Kurz und knapp

von Prof. Peter Young

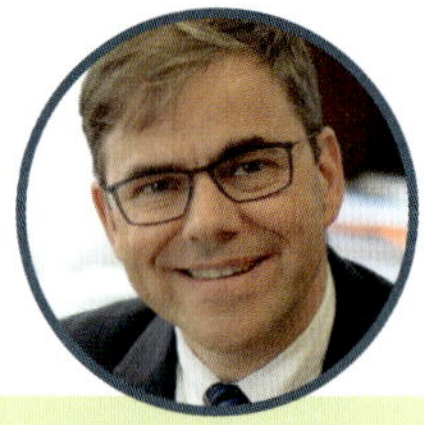

1 Berufstätige schlafen weniger und erheblich schlechter als Nichtberufstätige. Unter der Woche schlafen sie nur 6:42 Stunden, während der Durchschnittswert in Deutschland 6:54 Stunden beträgt und Nichtberufstätige sogar 7:18 Stunden täglich schlafen.

2 Der Qualität ihres Schlafs geben Berufstätige aktuell nur die Note 6,8, während die Nichtberufstätigen ihren Schlaf im Schnitt mit 7,1 bewerten. 38 Prozent der Berufstätigen klagen über Schlafmangel, während es bei den Nichtberufstätigen nur 28 Prozent sind.

3 Nach dem Aufwachen fühlen sich Berufstätige eher schlapp und erschlagen. Sie geben ihrer morgendlichen Fitness die Note 6,5 – im Unterschied zu den Nichtberufstätigen, die sich eine 6,8 geben. Als topfit nach dem Aufwachen bezeichnen sich lediglich 16 Prozent der Erwerbstätigen, aber 23 Prozent der Nichtberufstätigen.

4 Besondere Schlafprobleme wegen »Stress bei der Arbeit« haben Menschen, die in Großstädten wohnen – 44 Prozent klagen darüber. Von den Gutverdienern sind es 46 Prozent und von den Nacht- und Wochenendarbeitern 44 Prozent.

5 Während 53 Prozent der Nichtberufstätigen sich gelegentlich tagsüber ein Schläfchen genehmigen, sind es bei den Erwerbstätigen nur 36 Prozent. Sie kommen in der Regel am Arbeitsplatz nicht dazu, zumal das Nickerchen immer noch schlecht angesehen ist. Dabei fördert es nachweislich die Produktivität.

6 Leute mit hohem Einkommen (über 3500 Euro netto im Monat) schlafen mit 6:30 Stunden 24 Minuten täglich kürzer als der Durchschnitt (6:54 Stunden). Sie gehen später zu Bett als niedrigere Einkommensgruppen und stehen früher auf. Sie gönnen sich selten tagsüber Schlaf und nicken nur selten am Arbeitsplatz ein. Sie haben aber insgesamt trotzdem eine etwas höhere subjektive Zufriedenheit mit ihrem Schlaf als der Durchschnitt.

Expertentipps

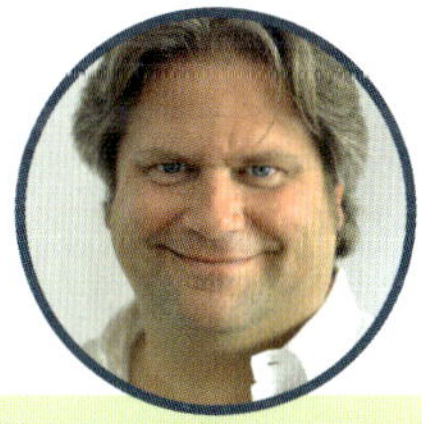

von Dr. Michael Feld

- Abends runterkommen: Um das überreizte Großhirn abends runterzufahren, bietet es sich an, irgendwas für den Körper und die Seele zu machen, weil beide am Tag in der Regel viel zu kurz kommen. Sport, Sauna, Massage, aber alles nicht erst kurz vorm Schlafengehen, weil der Körper dann zu warm ist, um einzuschlafen. Ruhige Musik, gedimmtes Licht, Meditation, Yoga können helfen.

- Versuchen Sie, sich einen festen Zeitpunkt zu schaffen, ab dem Sie abends Smartphone, Handy, Tablet und PC abschalten, auch wenn's schwerfällt. Man gewöhnt sich schnell daran und wundert sich, dass man die Geräte doch nicht so unabdingbar braucht.

- Trinken Sie Alkohol nur in kleinen Mengen. Alkohol kann zwar beim Abschalten und Einschlafen helfen, ist aber ein sehr schlechtes Durchschlafmittel. Der Alkoholabbau stört und verflacht die Schlafphasen und führt zu verstärkter Muskelerschlaffung, was wiederum Schnarchen und Schlafapnoe verschlimmert.

- Vermeiden Sie, wenn möglich, Wochenendarbeit und nehmen Sie sich am Wochenende bewusst Zeit für entspannende Tätigkeiten. Also die Akten im Büro liegen lassen und nicht das Wochenende damit belasten. Familie, Freunde, Sport lenken ab. Es ist ganz wichtig, die Arbeit auch mal zu vergessen und das Leben zu genießen. Perfektionisten tun sich damit am schwersten – und sie sind auch diejenigen, die eher unter Schlafstörungen leiden.

- Lassen Sie sich nur dann auf flexible Arbeitszeitmodelle ein, wenn sie eindeutig qualitative Vorteile für Ihr Leben haben – und nicht nur finanzielle.

- Vor allem im Herbst und Winter fehlen uns in unseren Breiten deutlich Lichtstärken. Sorgen Sie für Helligkeit und wenig Lärm. Je größer der Arbeitsstress, desto wichtiger ist es, die Schlafumgebung zu optimieren, damit man gut schläft.

- Versuchen Sie, im Betrieb das Mittagsschläfchen durchzusetzen. Das erhöht vor allem die Produktivität derjenigen, die unter Schlafproblemen leiden – und das sind immerhin 38 Prozent der Erwerbstätigen.

5

Familie und Schlaf

Die Familie ist für die meisten Menschen eine Kraftquelle, ein Ort der Geborgenheit, wo sie sich – aller Probleme zum Trotz – wohlfühlen. Beim Schlaf ist die Lage etwas anders, oder besser gesagt: komplizierter. Partnerschaft und Kinder können den Schlaf durchaus stören. Unsere Daten sagen es ganz eindeutig: Paare schlafen schlechter als Singles. Bei der Zufriedenheit mit dem Schlaf geben Menschen, die mit einem Partner zusammenleben, den Wert 6,8 an (auf einer Skala von 0 = gar nicht zufrieden bis 10 = sehr zufrieden), während Singles auf 7,1 Punkte kommen. Der Abstand sieht gering aus, in der Zufriedenheitsforschung sind das aber Welten. Haben die Paare dann noch Kinder, ist die Qualität des Schlafs noch etwas schlechter.

Ein Grund für die geringere Schlafzufriedenheit von Paaren ist das Schnarchen. Der Partner wird dadurch erheblich gestört, und betroffen sind nicht wenige. Immerhin klagen 51 Prozent der Frauen und 36 Prozent der Männer über einen »oft und/oder gelegentlich« schnarchenden Bettgenossen neben sich. Von den Verheirateten geben 54 Prozent an, dass sie schnarchen. Bei den Ledigen sind es nur 32 Prozent, was daran liegt, dass die Ledigen jünger sind und Jüngere vom Schnarchen weniger betroffen sind als Ältere (siehe Kapitel 7). Gemessen an dieser hohen Zahl schnarchender Partner ist die Schlafzufriedenheit der Paare sogar relativ gut. Manche gewöhnen sich zumindest eine Zeit lang daran – und nicht jeder Schnarcher ist gleich ein Intensivtäter, der jede Nacht einen halben Wald absägt. Dennoch ist die Schnarcherei irgendwann im Leben für einen Teil beziehungstechnischer Dysbalancen verantwortlich. Vielleicht wird über das Schnarchproblem auch ein Kanal geöffnet, andere Beziehungsthemen zu transportieren, die eher unbewusst schwelen. Schlaf ist eine überaus intime Phase, in der wir alle sensibel werden. Abends, wenn es dunkel ist, können wir uns nicht mehr so gut ablenken, nicht mehr so gut verstecken und maskieren wie am Tag. Spätabends werden wir häufig von innen und außen mit Themen konfrontiert, die wir tagsüber viel besser verdrängen konnten.

Eltern mit Kindern stehen generell früher auf als die Normalbevölkerung. Die Kleinen werden oft früh wach, haben Hunger, laufen herum oder müssen, wenn sie schon älter sind, in den Kindergarten oder die Schule. Der brutal frühe Unterrichtsbeginn für Schüler, oft schon um 7 Uhr 30, lässt den Eltern keine Wahl. Die Disziplinierungswut der Wirtschaft (und der Schulen) regiert hier ausgesprochen negativ in die Familien

Ein weiterer Grund für die schlechtere Schlafqualität der Paare sind die Kinder. Familien mit Kindern bewerten ihren Schlaf mit 6,8. Wo keine Kinder im Haushalt sind, beträgt die Schlafzufriedenheit 7,0, ist also spürbar besser. Hausfrauen, die vor allem wegen der kleinen Kinder ganz auf Berufstätigkeit verzichten, klagen zu 62 Prozent über zu wenig Schlaf. Bei den in Teil- oder Vollzeit beschäftigten Frauen (mit meist schon älteren Kindern) sind es nur 40 Prozent, im Schnitt über alle Deutschen sogar nur 34 Prozent.

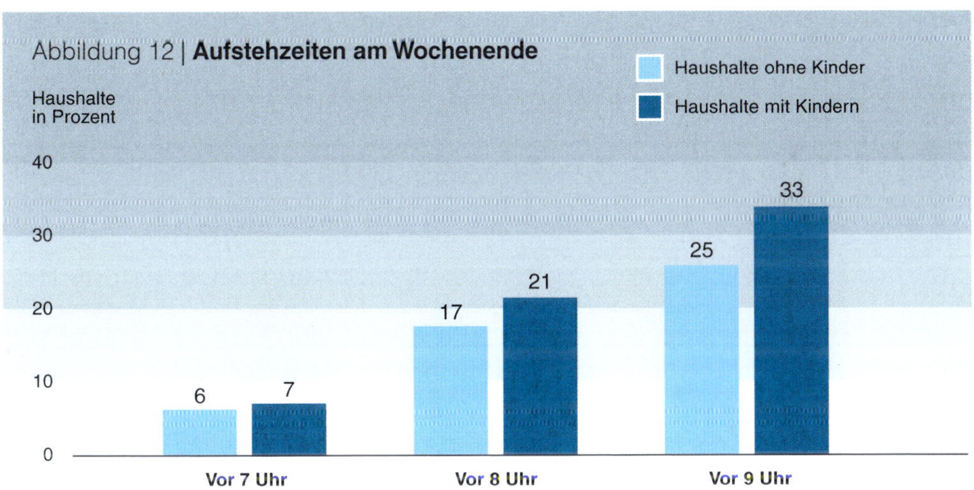

Quelle: Emnid 2016

Kinder scheuchen die Eltern aus dem Bett. Selbst am Wochenende sind 61 Prozent der Familien mit Kindern schon vor neun Uhr auf den Beinen, im Unterschied zu 48 Prozent der Haushalte ohne Kinder.

hinein. So sind 71 Prozent der Familien mit Kindern wochentags bereits vor sieben Uhr auf den Beinen, im Durchschnitt der Gesamtbevölkerung sind es nur 55 Prozent. Der Wecker ist das Instrument dazu – er klingelt unbarmherzig und reißt Eltern wie Kinder aus dem Schlaf. Fatal ist das insbesondere für Jugendliche ab der Pubertät. Sie haben eine »innere Uhr«, die sie zu Spätaufstehern prädestiniert. Es ist nicht (nur) der Spätfilm, der Jugendliche morgens wie Blei in die Kissen drückt. Es ist ihre Natur (siehe Kasten Chronobiologie), die die innere Uhr in der Pubertät auf Spättyp schaltet.

Chronobiologie – die innere Uhr

Alle Lebewesen, auch Pflanzen, haben einen Rhythmus, der mit der Drehung der Erde und dem damit verbundenen Wechsel von Tag und Nacht zusammenhängt. Vögel sind tendenziell häufig tagaktiv und frei lebende Säugetiere häufiger nachtaktiv, wobei sich allerdings schon die Primaten auf ein tagaktives Leben spezialisiert haben und das Farbsehen entwickelten. Auch der Mensch hat einen chronobiologischen Rhythmus, der ihm angeboren ist. Diese »innere Uhr« regelt unseren Schlaf und bringt uns dazu, müde zu werden und zu schlafen, damit sich Körper und Psyche für die aktive Zeit regenerieren können. Licht, Nahrungsaufnahme, soziale Aktivitäten und Temperatur sind wichtige Zeitgeber der inneren Uhr. Bei tagaktiven Wesen geben die Vorboten der Nacht, unter anderem das orangerote, langwellige Licht der Abenddämmerung, später die melatoninliberierende Dunkelheit sowie die kühlere Außentemperatur dem Organismus den Impuls, die Energie herunterzufahren und zu schlafen. Am Morgen sind es das helle, energiereiche, kurzwellige, blaue Morgenlicht, das Cortisol sowie der Anstieg der Körperkerntemperatur, die dem Gehirn den Impuls liefern

Abbildung 13 | **Chronotyp und Pubertät**

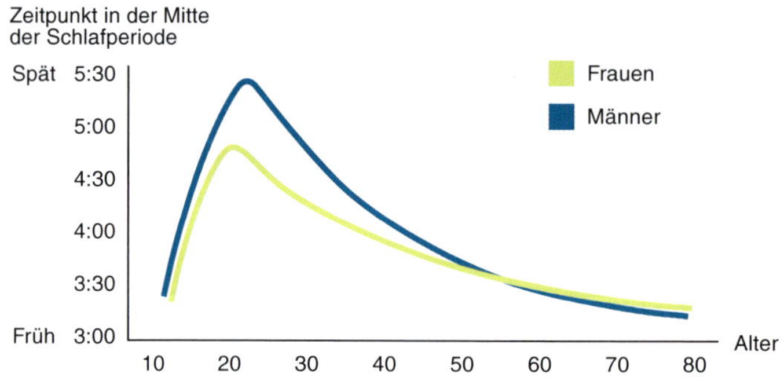

Quelle: Eigene Darstellung

20-jährige Männer erreichen morgens um 5 Uhr 30 die Mitte der Schlafphase. Bei einem Schlafbedürfnis von acht Stunden würden sie um 1:30 nachts ins Bett gehen und um 9:30 aufstehen wollen – jugendliche Frauen sind etwas früher dran.

Babys melden sich nicht nur frühmorgens meist lautstark zu Wort, sie wollen auch mitten in der Nacht gefüttert werden. Das zehrt an den Nerven der jungen Eltern, und sie bauen deshalb unter der Woche ein erhebliches Schlafdefizit auf, das am Wochenende nur selten ganz ausgeglichen und abgebaut werden kann. Ein Schlafdefizit haben alle Familien, wie die Daten zeigen. Schule und Berufstätigkeit erzeugen großen Stress, der sich negativ auf den Schlaf auswirkt. Die durchschnittliche Schlafdauer von Hausfrauen beträgt deshalb nur 6:30 Stunden, im Durchschnitt schlafen Frauen

aufzuwachen. Die Chronobiologie wird immer wichtiger, weil unsere moderne Lebensweise immer häufiger unserer »inneren Uhr« zuwiderläuft. Künstliches Licht macht einerseits die Nacht zum Tag, andererseits müssen manche in der Nacht arbeiten und deshalb tagsüber schlafen. Und die meisten Leute arbeiten heute den ganzen Tag in Innenräumen mit zu schwacher Lichtintensität, um überhaupt richtig in Fahrt zu kommen. Für die Missachtung der inneren Uhr zahlen die Menschen einen Preis. Die Störung des sogenannten zirkadianen Rhythmus senkt den Grundumsatz, erhöht den Blutzuckerspiegel und dadurch das Risiko für Fettleibigkeit und Diabetes. Schichtarbeiter sind durch solche Krankheiten besonders betroffen. Zudem haben sowohl Kurz- als auch Langschläfer eine deutlich erhöhte Mortalität gegenüber »Normalschläfern«.

Die innere Uhr ist aber nicht bei allen Menschen gleich getaktet. Es gibt sogenannte Eulen, sie sind Nachtmenschen, und Lerchen, sie sind frühe Morgenmenschen. Zwei Drittel der Menschen sind Mischtypen, liegen also irgendwo dazwischen. Nennen wir sie Eulenoide und Lerchenoide, also leichte Spät- und leichte Frühtypen. Es gibt mehr Eulenoide als Lerchenoide. Eulenoide haben Schlafzeiten zwischen ein Uhr nachts und neun Uhr, Lerchenoide zwischen 22 Uhr und sechs Uhr.

Kinder wachen früh auf, sind also erst mal Lerchen. Ab der Pubertät bis Mitte 20 verändern wir unseren Chronotypus rasant. Jugendliche werden spät müde, und in der Früh kommen sie nicht aus den Federn. Am Wochenende schlafen sie oft bis in die Puppen. Ein Unterrichtsbeginn um 7 Uhr 30 ist für Jugendliche eine Qual und widerstrebt ihrem Chronotypus. Studien haben gezeigt, dass die Klausuren umso besser waren, je später sie (gegen Mittag) geschrieben wurden. Auch in Schulen, die den Unterrichtsbeginn generell um eine Stunde nach hinten verschoben hatten, erzielten die Schüler deutlich bessere Leistungen. Der Grund für den pubertären »Chronoswitch« ist bisher nicht eindeutig bekannt. Eine Hypothese ist, dass durch die Phasenverlagerung des Schlafs in die Morgenstunden der Anteil an REM-Schlaf zunimmt, in dem die meiste Hirnumbautätigkeit geschieht. Die Pubertät ist eine Phase, in der das Gehirn quasi einmal auf links gedreht wird, in der viele neuronale Verknüpfungen der Kindheit wieder gelöst und neue synaptische Verbindungen aufgebaut werden, also eine zerebrale Häutung stattfindet.

Abbildung 14 | **Bettzeiten von Paaren mit Kindern und Singles**

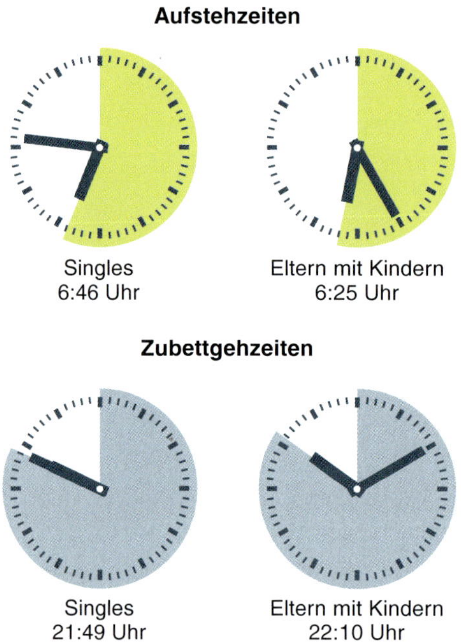

Quelle: Emnid 2016

Paare mit Kindern gehen später ins Bett und stehen unter der Woche auch früher auf als Singles. Der Unterschied beträgt 42 Minuten täglich.

ohne Kinder im Haushalt 24 Minuten am Tag länger. An den Wochenenden sind 28 Prozent der Paare mit Kindern bereits vor acht Uhr auf den Beinen. Wo keine Kinder im Haushalt leben, sind es 23 Prozent. Familien mit Kindern sind somit auch am Wochenende früher auf als Haushalte, in denen keine Kinder leben. So fehlt es Familien schlicht an genügend Schlaf.

Die Schlafdauer von Paaren mit Kindern ist insgesamt kürzer, verglichen mit der von Singles. Unter der Woche beträgt die reine Schlafdauer von Eltern (mit Kindern) 6:42 Stunden, die von Singles 7:06 Stunden. Der Unterschied beträgt somit 24 Minuten täglich.

Bei den Bettzeiten ist der Unterschied noch krasser: Singles verbringen wochentags 8:57 Stunden im Bett, machen es sich dort schön bequem, lesen vor dem Einschlafen noch ein bisschen, schauen fern usw. Dazu haben Eltern mit Kindern kaum Zeit. Ihre reine Bettzeit beträgt nur 8:15 Stunden, also 42 Minuten weniger – und das jeden Tag. Auch am Wochenende ist die reine Bettzeit von Eltern mit Kindern immer noch deutlich geringer als die von Singles, nämlich 1:09 Stunden. Eltern mit Kindern haben es somit schwer, die fehlende Schlafzeit am Wochenende vollständig zu kompensieren.

Der Wunsch nach mehr Schlaf ist bei Paaren mit Kindern erheblich größer als bei Singles. Nur 30 Prozent der Singles verspüren ihn regelmäßig, bei den Paaren mit Kindern sind es 40 Prozent. Da überrascht es nicht, dass Menschen mit Kindern öfter schon mal untertags unfreiwillig einnicken: 32 Prozent der Eltern passiert das, den Singles nur zu 28 Prozent.

Die 24/7-Gesellschaft

Unsere Industriekultur hat den Frühaufsteher zum Ideal erhoben. Der Tag soll von Beginn an optimal ökonomisch genutzt werden. In der *Protestantischen Ethik* schildert Max Weber den Kampf der calvinistischen Arbeitsmoral gegen den Schlaf: »Nicht Muße und Genuss, sondern nur Handeln dient Gottes Ruhm. Zeitvergeudung ist die erste und prinzipiell schwerste aller Sünden. Zeitverlust durch unnötigen Schlaf ist sittlich absolut verwerflich.« Benjamin Franklins berühmte Formel »Zeit ist Geld« ist der Inbegriff des kapitalistischen Geistes. Nur Zeit, die in Geld verwandelt werden kann, zählt. Zeit, in der gefaulenzt wird, so Franklin, ist verlorene Zeit. Im 19. Jahrhundert wurden die vielen Zeitzonen in Deutschland (und der Welt) vereinheitlicht. Alle Uhren sollten gleich ticken und alle Arbeiter morgens pünktlich auf die Sekunde zum Appell antreten. Die Schule wurde an dieses Zeitregime angepasst. Biologische Rhythmen hatten in diesem Nützlichkeitsdenken keinen Platz. Das ist zwar ineffizient, denn inzwischen wissen wir, dass »Eulen« zu Höchstleistungen in der Früh gar nicht fähig sind und sie deshalb in ihrem natürlichen Rhythmus effizienter wären. Dasselbe gilt umgekehrt für »Lerchen«, die am späten Abend abbauen.

Diese Schlafdisziplinierung hat auch dazu geführt, dass wir heute in einem Zug durchschlafen, quasi einen »Monoblock-Nachtschlaf« für das einzig Wahre halten. Das tun wir erst seit dem Industriezeitalter. Der Schlafforscher Jerome Siegel von der University of California untersuchte die Schlafgewohnheiten bei drei Naturvölkern, den Hadza Tansanias, den San aus Namibia und den Tsimane Boliviens, die noch jenseits unserer Bürozeiten und fernab von Kunstlicht leben. Die meisten schliefen im Schnitt 6:30 Stunden, was unterhalb der Schlafmittelwerte in den Industriegesellschaften liegt. Nickerchen sind untypisch für Naturvölker, Ein- und Durchschlafprobleme kennen sie nicht. Wie Daniel Everitt am Beispiel von Amazonasindianern zeigte, schlafen diese nicht durch, sondern teilen den Nachtschlaf auf.

Der Historiker Roger Ekirch hat nachgewiesen, dass es auch in Europa bis ins 18. Jahrhundert üblich war, abends kurz nach Sonnenuntergang zu Bett zu gehen und bis nach Mitternacht zu schlafen. Dies war der »erste Schlaf«, von dem etwa Dickens in den *Canterbury Tales* erzählt. Wer wach wurde, blieb etwa eine Stunde auf. Dann legte er sich wieder hin und schlief bis zum Sonnenaufgang – das war der sogenannte zweite Schlaf. Der Zeitraum zwischen den beiden Schlafphasen dauerte etwa eine Stunde und wurde damit verbracht zu beten, zu reden, die Träume zu deuten, aufs Klo zu gehen und für Sex.

In Agrargesellschaften lebten, arbeiteten und schliefen die Menschen noch naturnäher. Gearbeitet wurde am Tag, wenn man ausgeschlafen war. Handwerker und Bauern stimmten die gemeinsamen Ernte- oder Arbeitseinsätze aufeinander ab. Ausdruck dieser noch weniger individualisierten Arbeits- und Freizeitgestaltung war etwa die Gesangskultur im Feld oder der Handwerker. All das wurde durch das Primat der Industrie ersetzt, Produktionsstätten optimal rund um die Uhr auszulasten und auch den Konsum möglichst 24/7 zu ermöglichen. Der Kampf um die letzte Bastion, den Sonntag, ist ein Beispiel dafür, dass natürliche Schlafrhythmen im modernen Berufsleben unter die Räder kommen, wobei sich dieser Druck immer weiter verstärkt. 46 Prozent der Erwerbstätigen haben heute keine reguläre Fünftagewoche mehr, sondern arbeiten mittlerweile regelmäßig an Samstagen, Sonn- und Feiertagen. 16 Prozent arbeiten in Schichten oder schichtnahen Arbeitsverhältnissen. Und die Zahl steigt. Die Flexibilität, die gerade die Digitalisierung der Arbeit mit sich bringt, geht auch auf Kosten der chronobiologischen Rhythmik. »Die Sterne machen geneigt, sie zwingen nicht«, sagte der Dichter Novalis, ein Romantiker, Freund des »Lebens nach der Blumenuhr« (Büchner). Wir müssen heute die Konsequenzen unserer Chronobiophobie tragen, etwa durch ein deutlich höheres Risiko für Stoffwechsel- und Herz-Kreislauf-Erkrankungen sowie Depressionen und Schlafstörungen. Unsere Daten zeigen, dass Menschen mit Nacht- und Schichtarbeit die schlechteste Schlafzufriedenheit überhaupt haben. Sie bewerten ihren Schlaf mit 6,2 (Bundesdurchschnitt ist 6,9).

Diese Entwicklung ist besorgniserregend, denn sie führt uns in eine erschöpfte Gesellschaft, die den Wohlstand, den sie sich schwer erarbeitet, kaum noch genießen kann. Der Schlaf hat durch die »Zeit ist Geld«-Mentalität, die ihn als unproduktive und verlorene Zeit betrachtet, stark an Ansehen verloren. Viele Topmanager brüsten sich, wenig Schlaf zu benötigen. Wir sollten gegen den 24/7-Aktivitätsdruck eine moderne, gesunde Schlafkultur entwickeln. Das beginnt in der Schule, die für Jugendliche ab 14 schlicht später beginnen muss. Die Arbeitszeiten sollten der chronobiologischen Realität angepasst werden, denn für mehr als zwei Drittel der Menschen ist der Arbeitsbeginn zwischen sechs und acht Uhr am Morgen zu früh. Die Gehirne stehen noch auf Schlaf, trotz offener Augen. Die Flexibilisierung der Arbeitszeit darf nicht auf Kosten der inneren Uhr der Menschen gehen, denn Schlafmangel und Beeinträchtigungen der Gesundheit sind die Folge. Insbesondere die Schicht-, Nacht- und Wochenendarbeit sollte reduziert und nicht ausgeweitet werden. Arbeitnehmer sollten ein Recht haben, dass ihr individueller Chronotypus bei der Arbeitszeitgestaltung berücksichtigt wird. Einige amerikanische Unternehmen haben sich das bereits zu Herzen genommen (wenn auch nicht aus lateinamerikanischer Lebenslust, sondern aus protestantischem Effizienzdenken heraus) und lassen ihre Mitarbeiter entsprechend ihres Chronotyps arbeiten.

Der Schlafmangel in Familien ist weiblich

Die Auswirkungen des Schlafdefizits bei Familien spüren vor allem die Frauen. Die Babys verlangen nun mal in erster Linie nach der Mami, und die Papis drücken sich gern mit dem nicht ganz unberechtigten Hinweis, dass sie morgens ausgeschlafen bei der Arbeit ihren Mann stehen müssen (83 Prozent der Väter und nur 10 Prozent der Mütter mit Sprösslingen unter drei Jahren hatten 2015 einen Vollzeitjob – diese Frauen mit Doppelbelastung trifft es allerdings besonders hart).

Es überrascht deshalb nicht, dass sich Mütter mit kleinen Kindern in der Früh am meisten von allen Bevölkerungsgruppen »wie erschlagen« fühlen. 42 Prozent leiden unter erheblichen Anlaufschwierigkeiten. Im Bundesdurchschnitt sind es nur 31 Prozent.

Allerdings gönnen sich 45 Prozent der Hausfrauen ein Schläfchen am Tag. Sie haben, anders als Berufstätige (36 Prozent), dazu mehr Gelegenheit. Das Schlafzimmer ist schließlich um die Ecke, und irgendwann schlafen die Kleinen ja auch mal, dann kann sich die Mutter gleich dazulegen. Zudem haben sie den Mittagsschlaf wegen des fragmentierten Schlafrhythmus der Kinder auch nötiger. So holen sie wenigstens ein bisschen vom fehlenden Nachtschlaf nach. Allerdings ist interessant, dass sowohl Mütter als auch Eltern mit Kindern einen deutlich unterdurchschnittlichen Verbrauch von Schlafmitteln haben: Nur 5 Prozent nehmen mindestens einmal pro Woche ein Schlafmittel ein, im Schnitt der Bevölkerung sind es 9 Prozent. Viele Mütter haben Angst davor oder können es sich schlicht nicht leisten, mit Tabletten so tief zu schlafen, dass sie dann die Kinder nicht mehr hören sollten, wenn nachts was ist.

Die Lage der Familien mit Kindern ist also alles andere als rosig: Eltern haben eine deutlich schlechtere Schlafqualität als der Durchschnitt der Bevölkerung und auch eine um täglich 24 Minuten kürzere reine Schlafdauer als etwa Singles. Familien sind mit ihrem

Familien mit Kindern bleibt auch weniger Zeit für körperlichen Ausgleich, um den Alltagsstress abzubauen und auf diese Weise etwas für einen besseren Schlaf zu tun. Auf die Frage, ob sich Sport gut auf ihren Schlaf auswirkt, antworten 41 Prozent der Hausfrauen mit Kindern, dass sie gar keinen Sport betreiben, im Bundesschnitt sind nur 31 Prozent Sportmuffel. Mütter haben eben kaum Gelegenheit dazu. »Weil das Baby weint oder das Kind krank ist« geben denn auch 29 Prozent der Hausfrauen als Hauptgrund für ihren eigenen schlechten Schlaf an. Bei Hausfrauen, die generell eher schlecht schlafen, sind es sogar 38 Prozent.

Tabelle 20 | **Aktivitäten vor dem Einschlafen**

Aktivitäten	Paare mit Kindern	Paare ohne Kinder
Fernsehen schauen	90	86
Noch etwas essen oder trinken	51	45
Ein Buch oder Zeitschrift lesen	51	42
Smartphone, Tablet, PC benutzen	57	39

Quelle: Emnid 2016

Familien mit Kindern machen aus der Sicht des gesunden Schlafs vieles falsch. Sie kommen nicht runter und lenken sich mit TV und Smartphone zu sehr ab.

Schlaf weniger zufrieden, sie gehen später ins Bett als andere und stehen aber früher auf. Vor allem Mütter mit kleinen Kindern leiden unter einem chronischen Schlafmangel und äußern häufig den Wunsch nach mehr Schlaf; sie fühlen sich auch am stärksten von allen in der Früh »wie erschlagen«. Damit bauen Eltern über die Woche ein erhebliches Schlafdefizit auf, das sie nur unzureichend am Wochenende ausgleichen können. Auch die Gesamtzeit, die sie im Bett verbringen, ist erheblich kürzer als im Durchschnitt. Daran hat der besondere Schlaf-und-Wach-Rhythmus der Kinder einen großen Anteil. Negativ wirken sich aber auch der zu frühe Beginn der Arbeit und des Schulunterrichts aus. Zum schlechteren Schlaf von Paaren trägt schließlich auch ein schnarchender Partner nicht unerheblich bei.

Kann man es Eltern nach einem anstrengenden Arbeitstag übel nehmen, wenn sie vor dem Einschlafen nur noch fernsehen wollen oder etwas essen oder trinken? Natürlich nicht. »Aktivitäten vor dem Einschlafen« sind kein moralisches Thema, sondern ein praktisches. Die Daten zeigen jedoch, dass Familien mit Kindern aus der Sicht des gesunden Schlafs sehr viel falsch machen. Von allen Bevölkerungsgruppen sind es vor allem die Paare mit Kindern, die durch ihre »Aktivitäten vor dem Einschlafen« ihren Schlaf selbst negativ beeinflussen.

Es sieht so aus, als ob Familien alles, was sie am Tag nicht geschafft haben, noch in die kurze Zeit zwischen »Insbettgehen« und »Einschlafen« packen wollen, oder besser gesagt: müssen. Da werden dann noch die Nachrichten geschaut und der Wetterbericht, die Zeitung wird durchgeblättert, private E-Mails gecheckt und beantwortet und, weil das alles Konzentration erfordert, etwas Schokolade oder Chips gegessen. In all diesen Bereichen ist es im Sinne eines guten und gesunden Schlafs, wenn sie mindestens zwei Stunden vor dem Löschen des Lichts stattfinden. Denn unsere Daten zeigen, dass diejenigen, die diese Aktivitäten kurz vor dem Einschlafen ausführen, über einen eindeutig schlechteren Schlaf berichten als diejenigen, die sie unterlassen. Was soll man denn sonst tun? Mit dem Partner reden, sanfte Musik hören …

Kurz und knapp

von Prof. Peter Young

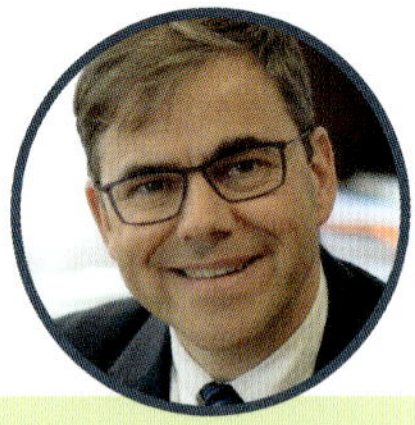

1 Paare geben ihre Zufriedenheit mit dem Schlaf mit 6,8 an (auf einer Skala von 0 = gar nicht zufrieden bis 10 = sehr zufrieden), während Singles den Wert 7,1 angeben. Der Unterschied ist bedeutend.

2 51 Prozent der Frauen und 36 Prozent der Männer haben einen »oft beziehungsweise gelegentlich« schnarchenden Bettgenossen neben sich. Von den Verheirateten geben 54 Prozent an, dass sie schnarchen. Bei den Ledigen sind es nur 32 Prozent.

3 Die Schlafdauer von Paaren mit Kindern ist insgesamt kürzer verglichen mit der von Singles. Unter der Woche beträgt die reine Schlafdauer von Eltern (mit Kindern) 6:42 Stunden, die von Singles 7:06 Stunden. Der Unterschied beträgt somit täglich 24 Minuten.

4 Deshalb ist auch der Wunsch nach mehr Schlaf bei Paaren mit Kindern erheblich größer als bei Singles. Nur 30 Prozent der Singles verspüren ihn regelmäßig, bei den Paaren mit Kindern sind es 40 Prozent.

5 Hausfrauen, die wegen der kleinen Kinder ganz auf Berufstätigkeit verzichten, klagen zu 62 Prozent über zu wenig Schlaf, im Durchschnitt sind es nur 34 Prozent. Sie fühlen sich auch am stärksten von allen in der Früh »wie erschlagen«.

6 Familien mit Kindern gehen später ins Bett als andere und stehen früher auf. Damit bauen Eltern über die Woche ein erhebliches Schlafdefizit auf, das sie am Wochenende nur unzureichend ausgleichen können.

7 Kinder sind Frühaufsteher, ab der Pubertät bis Mitte 20 verändern sie sich in Eulen, also Spätaufsteher. Jugendliche werden spät müde und kommen in der Früh nicht aus dem Bett. Ein früher Unterrichtsbeginn wirkt sich auf Jugendliche leistungsmindernd aus.

Expertentipps

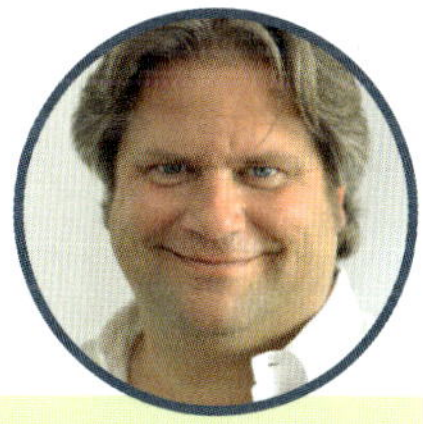

von Dr. Michael Feld

- In der Pubertät werden alle Jugendlichen zu chronotypischen Eulen. Das liegt nicht am Kiffen oder null Bock, sondern daran, dass sich das Gehirn in der Pubertät stark umbaut und deshalb die Schlafenszeit mehr in den Morgen hineinragt. Ermöglichen Sie Ihren Kindern, so gut es geht, ihren besonderen Rhythmus zu leben. Zumindest am Wochenende, falls die Schulzeiten dies unter der Woche nicht erlauben.

- Kinder sollten in ihrem eigenen Bett schlafen und, wenn sie alt genug dafür sind, auch in ihrem eigenen Zimmer. Bei Paaren gilt: Falls ein Partner den anderen zu sehr nachts stört, gegebenenfalls getrennte Schlafzimmer einrichten, damit jeder seine Nachtruhe bekommt.

- Auch wenn das klassische Rollenmodell zum perpetuierten Aufschrei diverser Gruppierungen führt, so ist Arbeitsteilung in der Familie oftmals der einzige gangbare Weg, um nicht völlig durchzudrehen und auch dem Schlaf zu seinem Recht zu verhelfen. Ob dann letztlich Mann oder Frau Vollzeit arbeitet und wer Teilzeit, ist nicht so entscheidend wie der Fakt, dass es irgendwie geregelt werden sollte.

- Smartphone, Tablet, PC und TV sind schon für Erwachsene spätabends meist schlafstörend. Für Kinder gilt das aber noch viel mehr, weil das kindliche Gehirn sensibler auf rein optische Überreizung reagiert. Alle Bildschirme und Monitore emittieren vermehrt energiereiches Licht aus dem blauwelligen Spektrum. Dieses unterdrückt die Produktion des Dunkelheitshormons Melatonin am Abend. Also am besten eine Stunde vor dem Zubettgehen weg mit den Sachen.

- Wenn sich Schichtarbeit mit Nachtschicht nicht vermeiden lässt, versuchen Sie, Ihren Rhythmus, so gut es geht, mit Tricks zu unterstützen. Sorgen Sie für helles Licht und frische Luft vor Schichtbeginn und möglichst Dunkelheit nach Schichtende. Wenn es draußen schon dunkel sein sollte, bevor Sie zur Arbeit gehen, können künstliche Tageslicht-Lampen gute Dienste leisten (zum Beispiel 20 Minuten davorsetzen im Abstand von 30 Zentimetern). Setzen Sie bei der Rückfahrt von der Nachtschicht eine Sonnenbrille auf. Schlafzimmer komplett abdunkeln und die Familie bitten, lautstärketechnisch Rücksicht zu nehmen.

6

Träume, Vollmond, Raumklima und Wetter

Wir alle träumen in der Regel mehrmals pro Nacht, auch wenn wir uns oft nicht an unsere Träume erinnern können. Wir träumen sowohl im REM-Schlaf als auch im Tiefschlaf, aber die REM-Träume sind lebhafter, bildhafter und emotionaler als die Tiefschlafträume. Die meiste Erinnerung haben wir häufig an den letzten Traum vor dem Aufwachen. Sigmund Freud nannte den Traum den Königsweg zum Unbewussten. Er ließ seine Patienten in der psychoanalytischen Behandlung ihre Träume nacherzählen und deutete aus diesen Erzählungen unbewusste seelische Vorgänge. Tatsächlich scheint es so zu sein, dass im Traum unser Seelenleben bildhaft durchlebt und verarbeitet wird. Gerade emotional belastende oder »nicht gern gesehene« Dinge und die dazugehörigen Affekte werden gern ins Unbewusste geschoben und verdrängt. Damit sind sie aber schon rein energetisch nicht »weg«, sondern befinden sich nun an anderen »Speicherplätzen« im Hirn, von wo aus sie dem Betreffenden Beschwerden, etwa in Form von körperlichen Symptomen, machen können oder eben auch im Traum Szenen und Geschichten hervorbringen.

In Träumen melden sich unsere Ängste, etwa vor dem Verlassenwerden oder dem Versagen, oder unterdrückte und unbewusste Wünsche, die so zugelassen und verarbeitet werden. Während in der polytheistischen Antike die Träume hohes Ansehen genossen, änderte sich das später, und die Träume galten als das unkontrollierbare Einfallstor der Lüste und der Sünde.

Es gibt aber auch andere Theorien über Sinn und Unsinn von Träumen. Allen Hobson, einst Psychiater an der Harvard Medical School, sprach Träumen jeglichen Symbolwert oder verborgene Bedeutung ab. Träume seien nichts als Epiphänomene der aktiven Hirndurchblutung im REM-Schlaf. Diese Theorien wurden allerdings widerlegt.

Grundproblem der Traumforschung bleibt aber, dass wir Trauminhalte immer nur vom Träumer selbst erfahren können, wenn wir ihn wecken oder wenn er von selber wach wird, und wir bis dato keine Möglichkeit haben, das Traumgeschehen zu beobachten. Wir sehen in der großen Schlafanalyse (Polysomnografie) zwar, wann jemand REM-Schlaf (Rapid Eye Movements, REM) hat und wie oft und auch wie intensiv die Augenbewegungen sind, und können hierdurch indirekt auf ein Traumgeschehen schließen. Letztlich bleibt uns dieses Geheimnis aber bisher tatsächlich nur indirekt durch die Erinnerungen des Träumenden zugänglich. Und nicht jede REM-Phase generiert automatisch einen Traum, und nicht jeder Traum findet im REM-Schlaf statt. Zudem wissen wir immer noch nicht genau, was die schnellen Augenbewegungen wirklich zu bedeuten haben. Eine Theorie besagt, dass wir im Traum eben Bilder sehen und diesen Bildern einfach mit den Augen folgen, genauso wie im Wachzustand.

Träume bieten den Menschen seit Urzeiten Bilder an. Das Alte Testament enthält viele Traumberichte. So deutet Josef einen Traum des Pharao und gibt ihm den Rat, die sieben fruchtbaren Jahre zu nutzen, um für die sieben mageren Jahre vorzusorgen. Im antiken Griechenland deuteten Priesterinnen die Träume als Botschaften der Götter, die ernst genommen werden sollten. Später bezeichnete man mit dem »Alb« einen Dämon, der sich auf die Brust von Schlafenden setzte, ihnen den Atem nahm und ihre Träume kontrollierte. In Mythen sind Träume oft Gespräche mit den Göttern. Aus der Märchenforschung wissen wir, dass insbesondere Kinder bildhafte mythische Geschichten vor dem Schlafengehen gerne in den Träumen verarbeiten und abspeichern. So kommt den Bettgeschichten (Märchen) eine bedeutsame Funktion zur Verankerung der spezifischen Mythen und Symbole des jeweiligen Kulturkreises zu.

Wir können aber zum Beispiel die Erinnerungsfähigkeit an unsere Träume trainieren, und wir können sogar beeinflussen, was wir träumen wollen. Wenn wir uns oft genug vorsagen, dass wir uns am nächsten Morgen bitte an den letzten Traum vor dem Wachwerden erinnern wollen, und uns einen Schreibblock auf den Nachttisch legen, damit wir sofort loslegen können, dann verbessert sich die Traumerinnerung in den meisten Fällen. Und wenn wir uns oft vorsagen, wovon wir träumen wollen, dann stellen sich auch oftmals diese Themen im Traum ein. So kann man manchmal sogar

Hypothesen über die Funktion des Traums

A. Der Traum dient der Integration der individuellen Psyche. Beim Aufwachen sind wir immer wieder dieselbe Person, auch wenn wir zum Beispiel im Traum jemand völlig anderes waren und uns auch an den abstrusesten Orten befanden. Möglicherweise dient der REM-Traumschlaf dazu, diese Form der psychischen »Entgrenzung« gefahrlos zu »erleben«. Denn wenn Trauminhalte ungewollt in das Wacherleben fallen, dann nennt man das Halluzination, und das ist mit einem normalen Funktionieren nicht mehr vereinbar. Hiervon abzugrenzen ist der Klartraum, bei dem am Tag kontrolliert und bewusst geträumt werden kann.

B. Der Traum ist ein Überbleibsel aus der Evolution: Manche Forscher nennen Träume einfach nur Müll der Hirntätigkeit, neuronales Feuer als Epiphänomen gesteigerter Hirndurchblutung.

C. Der REM-Schlaf bewirkt eine Gehirnreifung: Als Belege dienen der erhöhte REM-Anteil bei Neugeborenen und auch die Tatsache, dass das Gehirn im REM-Schlaf deutlich stärker durchblutet ist als im Non-REM-Schlaf. Die Hirnreifungs- und Lernhypothesen sind inzwischen ziemlich eindeutig belegt. Im REM-Schlaf werden vermehrt motorische Fähigkeiten abgespeichert, das räumliche Vorstellungsvermögen trainiert und emotionale Prozesse »verkabelt«. Interessant ist hier auch, dass man bei albtraumgeplagten Menschen beziehungsweise auch bei anderen psychischen Belastungsphasen nicht selten in den Polysomnografien ein schreckhaftes Wachwerden mitten aus dem REM-Schlaf beobachten kann. Freud hatte das bereits ohne technische Schlafanalysen beobachtet und es so gedeutet, dass selbst im Traum der »innere Zensor« (das Über-Ich) noch so stark sein kann, dass es den Schläfer lieber wach macht, als bestimmte Bilder und Themen zuzulassen.

D. Der Traum hat eine psychische »Reinigungs«-Funktion: Für Freud war jeder Traum Wunscherfüllung. Bestimmte Wünsche, gerade aus unserem Trieberleben, würden im Alltag zu diversen Konflikten mit unseren Mitmenschen oder/und uns selbst führen. So kann – um ein Beispiel zu nennen – das Begehren der Nachbarin nicht ohne ziemlichen Ärger ausgelebt werden. Der Wunsch per se kann aber da sein und je nach Individuum eine nicht unerhebliche Energiemenge (Libido) aktivieren, die abgeführt werden muss. Da im Traum die zulässigen Normen und Grenzen für solcherlei »Verhalten« in der Regel »erlaubter« sind als im Wachsein, können dort eben bestimmte Triebwünsche indirekt »gelebt« und ihre Energie abgeführt werden, ohne dass das die gefürchteten Konsequenzen für das menschliche Miteinander in der sozialen Gruppe hat.

E. Der Traum dient bei C.G. Jung der Kompensation von Einseitigkeiten, um eine Ganzwerdung zu erreichen. Jung sprach vom sogenannten kollektiven Unbewussten, welches sich insbesondere in den Archetypen – uralten, immer wiederkehrenden Symbolen der gemeinsamen Menschheitspsyche – ausdrückt. Bilder des Archetyps der »großen Mutter« zum Beispiel kommen als Meere, Seen, Wälder, Höhlen, Grotten usw. vor, weil sie alle einen gemeinsamen Ursprung in der Gebärmutter(Höhle) und dem Fruchtwasser haben und sich damit alle letztlich um das gleiche Grundthema formieren.

bestimmte Problemlösungen träumen, auf die man im Wacherleben nicht kommt. Basierend auf diesen Erkenntnissen werden heute auch Patienten mit Albträumen etc. dadurch behandelt, dass sie ihre Träume erinnern, aufschreiben, sich ein gutes Ende für sie ausdenken und sich dieses immer wieder vor das innere Auge rufen sollen, bis der Traum dann oftmals wirklich so endet. Das klappt leider nicht immer.

Wie träumt Deutschland?

51 Prozent aller Deutschen erinnern sich an ihre Träume, davon 15 Prozent oft und 36 Prozent gelegentlich. 49 Prozent erinnern sich so gut wie nie. Frauen und Männer erinnern sich ungefähr gleich oft an ihre Träume. Mit zunehmendem Lebensalter wird die Traumerinnerung etwas häufiger (48 Prozent bei den unter 30-Jährigen und 52 Prozent bei den über 60-Jährigen). Dies mag damit zusammenhängen, dass der Schlaf im Alter störanfälliger wird, wir dann öfter wach werden und uns eben deshalb öfter an unseren letzten Traum erinnern können. Die Art der Schulbildung zeigt in unserer Umfrage keinen Einfluss auf die Traumerinnerung.

Spannend ist die lineare Zunahme der Traumerinnerungshäufigkeit in Verbindung mit der Größe des Orts, in dem jemand lebt: So erinnern sich in Orten unter 5000 Einwohnern nur 30 Prozent der Befragten oft oder gelegentlich an ihre Träume, in Orten zwischen 5000 und 20.000 sind es 52 Prozent, bis 100.000 Einwohner 55 Prozent, zwischen 100.000 und 500.000 Einwohnern schon 63 Prozent, und in Großstädten mit über 500.000 Einwohnern können sich 73 Prozent an ihre Träume erinnern.

Man könnte hier als Grund einerseits die höhere Reizdichte von Städten gegenüber kleineren Ortschaften anführen. In Städten – je größer, desto mehr – wirken ungleich mehr Reize über unsere verschiedenen Sinnesorgane aufs Gehirn ein als in kleineren Ortschaften und ländlichen Gegenden. Gerade im REM-Schlaf, in dem die intensivsten und bildhaftesten Träume entstehen, werden viele dieser am Tage eingeströmten Informationen gespeichert und verarbeitet. Ein anderer Grund könnte aber auch im häufigeren Wachwerden der Menschen in Städten liegen, denn dort ist es tendenziell lauter und wärmer. Wie wir schon oben feststellten, nimmt die Erinnerungshäufigkeit an Träume zu, je flacher der Schlaf ist und je häufiger wir nachts wach werden. Eventuell addieren sich beide Faktoren.

Leben Kinder im Haushalt, steigt die Traumerinnerung der Erwachsenen auf 58 Prozent an. Auch das Einkommen scheint mit der Traumerinnerung zusammenzuhängen: Erinnern sich nur 42 Prozent der Befragten mit niedrigem Einkommen »oft oder gelegentlich« an ihre Träume, sind es ab 2500 Euro Nettoverdienst schon 56 Prozent, und über 3500 Euro sind es 63 Prozent.

Verheiratete erinnern sich häufiger an Träume (54 Prozent) als Ledige (49 Prozent), während verheiratete, aber getrennt Lebende selten träumen (41 Prozent). Befragte mit Bluthochdruck erinnern sich 10 Prozent häufiger an ihre Träume als Befragte mit normalem Blutdruck – das unterstützt die These, dass leichter Schlaf bewirkt, dass wir uns eher an Träume erinnern.

Befragte, die für sich ein Zubettgehritual eingerichtet haben, können sich signifikant häufiger an ihre Träume erinnern (61 Prozent) als Leute ohne Zubettgehritual (48 Prozent). Schlafen wir mit geöffnetem Fenster, steigt die Traumerinnerung um 5 Prozent gegenüber dem Schlaf bei geschlossenem Fenster (53 Prozent zu 48 Prozent).

Unsere spätabendlichen Aktivitäten beeinflussen auch unser Traumerleben. Auch hier deutet alles darauf hin, dass Fernsehen, Smartphone etc. einen schlechten Einfluss haben. 52 Prozent derjenigen, die vor dem Schlafen noch fernsehen, erinnern sich »oft beziehungsweise gelegentlich« an einen Traum. Bei den Smartphone-Nutzern sind es schon 58 Prozent, bei den Bücherlesern (wohl überwiegend Krimis?) sogar 63 Prozent. Ebenso erhöhen Essen und Trinken die Chance auf die Traumerinnerung (63 Prozent) – überstarke Aktivierung vor dem Einschlafen ist eben schlecht für den Schlaf.

27 Prozent all jener Befragten, die sich oft oder gelegentlich an ihre Träume erinnern, haben Albträume, Männer und Frauen gleichauf. Mit zunehmendem Alter werden es etwas weniger Albträume (30 bis 33 Prozent in jüngeren Jahren, 20 bis 25 Prozent bei älteren Semestern). Schulbildung und Ortsgröße haben keinen großen Einfluss, ebenso wenig ob berufstätig oder nicht. Auch Kinder im Haushalt oder das Einkommen haben keinen wesentlichen Einfluss auf die Albtraumhäufigkeit in unserer Befragung.

Der Einfluss des Vollmonds

Kaum etwas beschäftigt die Menschen in Bezug auf den Schlaf seit jeher so sehr wie die Frage, ob der Vollmond nun einen Einfluss hat oder nicht. Myriaden an Mythen ranken sich um unser silbrig schimmerndes Nachtgestirn und seine wechselnden Gesichter: La Luna, deren Geschlecht in fast allen Sprachen außer dem Deutschen weiblich ist und den Worten »launisch« und »lunatic« ihren Ursprung gab. Sie ist Gegenspieler(in) des mythologisch männlichen Sonnenhelden Helios (Sol), der den Taghimmel beherrscht. Nachts regiert das Mondhafte, Regenerierende, Feuchte, Aufbauende. Aber auch das Dunkle, Unbestimmte, Unbewusste. Die Nacht ist die Zeit der Diebe, Räuber, der nachaktiven Jäger, aber auch des Gebärens, Gedeihens, Erfrischens und des Wachstums. Tod und Leben, Aufbau und Vergehen. Chiffren der Nacht.

Doch was denken die Deutschen über den Vollmond? Im Schnitt meinen 38 Prozent aller Befragten, dass der Vollmond ihren Schlaf beeinflusst. Interessanterweise scheinen der Glaube an Gott und der Glaube an den Einfluss des Vollmonds zu korrelieren; denn volle 46 Prozent aller Befragten, die abends beten, schreiben auch dem Vollmond einen Einfluss zu. Sowie immerhin 42 Prozent all jener, die ein Abendritual haben. 43 Prozent aller Frauen glauben an den Vollmond als Schlafbeeinflusser, aber nur 32 Prozent der Männer! Auch die Art der Schulbildung hat einen Einfluss: Während 42 Prozent aller Volks- und Hauptschulabsolventen an den Einfluss des Vollmonds glauben, sind es nur 32 Prozent der Abiturienten. Was nicht bedeuten muss, dass die »Gebildeten« hier recht behalten. Eine Schweizer Studie konnte vor einigen Jahren zeigen, dass der Vollmond zwar keinen großen, aber immerhin doch einen messbaren Einfluss auf den Schlaf hat. Die Dauer bis zum Einschlafen verlängerte sich in Vollmondnächten um immerhin fünf Minuten. Das ist zwar nicht viel, aber statistisch signifikant. Wir schlafen langsamer ein, die Tiefschlafphasen sind kürzer, und die Melatoninwerte sinken leicht. Auch wissen wir, dass Schlafwandler bei Vollmond häufiger aktiv werden. Hier scheint es das vermehrte Licht zu sein, das den Somnambulismus triggert.

Einmal im Monat – das Wort

»Monat« stammt ebenfalls vom Mond ab – sehen wir unseren Erdtrabanten in voller Schönheit erleuchten. Dann steht der Mond so zu Erde und Sonne, dass wir die ganze Scheibe erblicken können. Vollmond erhellt die Nacht, bei Vollmond und Neumond entstehen Springfluten. Viele Insekten und Kleintiere reagieren auf den Mond, bestimmte Larven schlüpfen nur dann, und bestimmte Muscheln öffnen nur dann ihre Schalen. Wegen der Tendenz in der Natur, biologische Rhythmen im Verlauf der Evolution an äußere Taktgeber anzupassen, liegt es nahe, auch beim Menschen solche Zusammenhänge zu vermuten. Doch weder für eine Verbindung zwischen Menstruation und Mondlauf noch zwischen Vollmond und Geburt gibt es eindeutige wissenschaftliche Belege.

Unsere Befragung deutet auf einen Zusammenhang zwischen dem Vollmond und den Träumen hin: Immerhin 50 Prozent, die sich an ihre Träume erinnern, glauben auch, dass der Vollmond ihren Schlaf beeinflusst – einen Zusammenhang zwischen Traum und Vollmond nehmen ansonsten nur 38 Prozent aller Befragten an. 31 Prozent derer, die meinen, vom Vollmond beeinflusst zu werden, haben Albträume, während im Schnitt nur 27 Prozent der Deutschen zumindest gelegentlich Albträume haben.

Während in Orten bis 500.000 Einwohner nur 37 Prozent an Sandmanns Mächte glauben, sind es in Großstädten 41 Prozent. In Bremen glauben 51 Prozent aller Befragten an La Luna, während es in Schleswig-Holstein nur 33 Prozent sind. Alle anderen Bundesländer liegen dazwischen. Auch das Alter spielt eine Rolle: Immerhin 42 Prozent der 30- bis 50-Jährigen meinen, einen Einfluss des Vollmonds bemerkt zu haben.

Wie wichtig ist das Raumklima?

Ein Schlafraum sollte dunkel, ruhig und angenehm kühl sein (16 bis 20 Grad). Suboptimale Bedingungen können den Schlaf empfindlich stören. Lärm, Licht und Temperatur haben Einflüsse, die gut untersucht sind. Ebenso die Reinheit, Qualität und Frische der Raumluft. Wie schätzen die Deutschen die Bedeutung des Schlafraumklimas nun ein?

45 Prozent schreiben dem Klima im Schlafraum eine Bedeutung für den Schlummer zu. Männer und Frauen liegen hier nahezu gleichauf. Befragte mit Abitur sind zu 52 Prozent der Meinung, das Raumklima sei wichtig, während das in niedrigeren Bildungsschichten nur bei 44 Prozent zutrifft.

Auch hier scheint die Ortsgröße bedeutsam. 57 Prozent aller Großstädter nehmen das Schlafraumklima wichtig, 48 Prozent der Menschen in Städten zwischen 100.000 und 500.000 sowie 46 Prozent in Orten zwischen 20.000 und 100.000 Einwohnern, in kleineren Orten nur 42 Prozent aller Befragten. Da es auf dem Land besonders im Sommer kühler ist als in der Großstadt, ist dieses Ergebnis zu erwarten, zeigt aber in seiner Deutlichkeit, dass eine kühle Raumtemperatur positiv auf den Schlaf einwirkt.

Berufstätigkeit scheint wichtig: 49 Prozent aller Berufstätigen bedeutet das Klima im Schlafzimmer etwas, während dies nur 41 Prozent der Nichtberufstätigen bejahen. Sind Kinder im Haushalt, ist 51 Prozent der Befragten ein positives Raumklima wichtig, ohne Kinder nur 44 Prozent.

Bezüglich der Einkommensschichten zeigt sich ein linearer Anstieg in der Bedeutung des Raumklimas mit dem Nettoeinkommen: je mehr Gehalt, desto bedeutsamer das Thema Schlafraumklima. Unter 1500 Euro pro Monat geben nur 39 Prozent der Deutschen dem Klima Bedeutung, über 3500 Euro netto pro Monat sind es 65 Prozent aller Befragten. Zusammenfassend kann man sagen: Je höher der Bildungsstand und das Einkommen und je mehr Menschen im Haushalt leben, desto wichtiger ist das Schlafraumklima.

Wie wetterfühlig sind die Deutschen?

Biometeorologische Forschungen können inzwischen Zusammenhänge zwischen Wetterlagen und Gesundheit und Krankheit aufzeigen. Luftdruck, Luftfeuchtigkeit, Wind, Regen, Sonne, blauer oder grauer Himmel beeinflussen Körper, Geist und Seele. Bekannte Störungen, die vom Wetter beeinflusst werden, sind Migräne, Asthma, Depressionen und Rheuma.

Doch hat das Wetter, über das täglich so viel gesprochen wird, nach Ansicht der Deutschen auch einen Einfluss auf den Schlaf? 39 Prozent aller Befragten bejahen diese Frage, 51 Prozent verneinen sie. Auch hier sind die Frauen (42 Prozent) mehr davon überzeugt als die Männer (36 Prozent). Kinder im Haushalt und das Einkommen machen keinen Unterschied.

Aber die Region ist entscheidend. Die Ostdeutschen sagen zu 32 Prozent, das Wetter sei wichtig, die Westdeutschen jedoch zu 41 Prozent. Küstenbewohner sind mit 38 Prozent leicht unterdurchschnittlich wetterfühlig, Menschen in Alpenregionen mit 43 Prozent überdurchschnittlich.

Für die Bayern spielt das Wetter für den Schlaf mit 45 Prozent die wichtigste Rolle unter allen Regionen, in Thüringen mit nur 30 Prozent die unwichtigste. Für Menschen mit Bluthochdruck ist das Wetter insgesamt bedeutsamer, so auch für den Schlaf. 42 Prozent der Hypertoniker bejahen den Zusammenhang von Wetter und Schlaf, aber nur 38 Prozent der Nichthypertoniker. Interessant ist: Für Befragte, die bei geschlossenem Fenster schlafen, spielt das Wetter in 43 Prozent der Fälle eine Rolle, bei offenem Fenster sind es nur 36 Prozent.

Kurz und knapp

von Prof. Peter Young

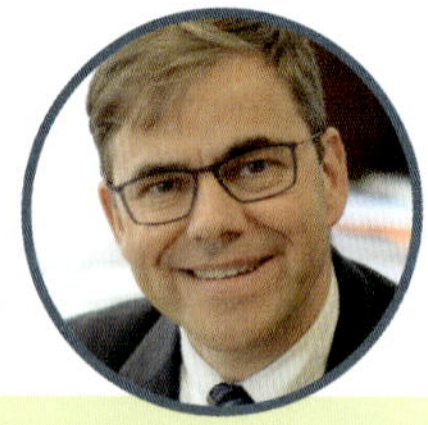

1 In Träumen verarbeiten wir Erlebnisinhalte sowie Ängste und unterdrückte Wünsche. Wir träumen sowohl im Tiefschlaf als auch im REM-Schlaf, doch letztere Träume sind bildhafter und emotionaler. Die meiste Erinnerung haben wir häufig an den letzten Traum vor dem Aufwachen. Leichtschläfer können sich eher an Träume erinnern. Die Erinnerungsfähigkeit kann trainiert werden, und wir können sogar beeinflussen, was wir träumen wollen.

2 51 Prozent aller Deutschen erinnern sich an ihre Träume. Mit zunehmendem Lebensalter wird das etwas häufiger. Leben Kinder im Haushalt, steigt die Traumerinnerung der Erwachsenen auf 58 Prozent an. Je höher das Einkommen, desto häufiger die Traumerinnerung: Ab einem Nettoverdienst von über 3500 Euro sind es 63 Prozent.

3 Befragte mit Bluthochdruck erinnern sich etwas häufiger an ihre Träume als Befragte mit normalem Blutdruck – das unterstützt die These, dass leichter Schlaf uns eher an unsere Träume erinnern lässt. 52 Prozent derjenigen, die vor dem Schlafen noch fernsehen, erinnern sich »oft beziehungsweise gelegentlich« an einen Traum. Bei den Smartphone-Nutzern sind es schon 58 Prozent, bei den Bücherlesern sogar 63 Prozent. Wer die geistigen Aktivitäten runterfährt und entspannt, hat einen ruhigeren Schlaf.

4 38 Prozent aller Befragten glauben, dass der Vollmond ihren Schlaf beeinflusst, 43 Prozent aller Frauen und 32 Prozent der Männer. 46 Prozent all jener, die abends beten, schreiben auch dem Vollmond einen Einfluss zu. In Bremen glauben 51 Prozent aller Befragten an den Einfluss des Mondes, während es in Baden-Württemberg und Schleswig-Holstein nur jeweils 33 Prozent sind.

5 45 Prozent aller Deutschen schreiben dem Klima im Schlafraum eine Bedeutung für den Schlaf zu. 57 Prozent aller Großstädter nehmen das Schlafraumklima wichtig, aber nur 42 Prozent in kleineren Orten. Auch hier ist das Einkommen ein wichtiger Faktor. 65 Prozent jener, die über 3500 Euro netto verdienen, achten auf das Raumklima.

6 Luftdruck, Luftfeuchtigkeit, Wind, Regen, Sonne beeinflussen die Gesundheit. Wetterfühlige leiden oft unter Migräne, Asthma, Depressionen und Rheuma. 39 Prozent der Deutschen glauben auch an einen Einfluss des Wetters auf den Schlaf. Die Ostdeutschen sagen zu 32 Prozent, das Wetter sei wichtig, die Westdeutschen zu 41 Prozent. Küstenbewohner sind mit 37 Prozent leicht unterdurchschnittlich wetterfühlig, jene der Alpenregionen mit 43 Prozent leicht überdurchschnittlich.

Expertentipps

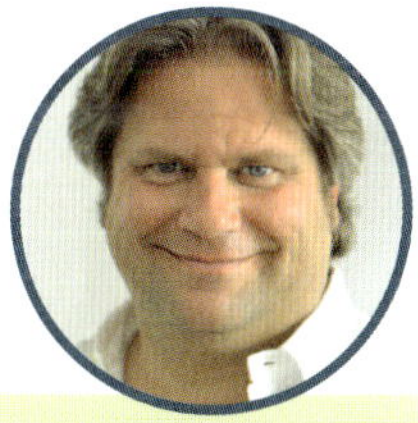

von Dr. Michael Feld

- Gönnen Sie sich längeren Schlaf, dann träumen Sie auch mehr. Ab der zweiten Nachthälfte werden die REM-Phasen häufiger und länger, in denen wir am intensivsten träumen. Auch wer sich nicht an seine Träume erinnern kann, träumt nachts mehrfach.

- Wer seine Träume öfter und besser erinnern möchte, kann das trainieren. Schreiben Sie Ihre Traumerinnerung möglichst schnell nach dem Wachwerden auf ein Blatt Papier, das auf dem Nachttisch bereitliegt, und wiederholen Sie das mehrfach. Oftmals wird die Erinnerung dann lebendiger und besser.

- Man kann versuchen, sich Albträume dadurch abzutrainieren, dass man sich ein gutes Ende für den Traum ausdenkt, aufschreibt und sich immer wieder vorsagt, genau dieses – gute – Ende träumen zu wollen. Versuchen Sie es mal! Wenn das auch nach sechs Wochen Übung nicht hilft, gehen Sie zu einem Arzt.

- Wenn Sie sensibel auf den Vollmond reagieren, sorgen Sie für eine gute Abdunkelung des Schlafzimmers und erkundigen Sie sich im Vorfeld am besten erst gar nicht aktiv nach den Mondphasen, damit Sie sich nicht verrückt machen. Viele Vollmondgeschädigte leiden mehr unter einer Selffulfilling Prophecy als unter dem Vollmond selbst.

- Das Schlafzimmer sollte leise und kühl sein (16 bis 20 Grad), damit sich Schlaf gut einstellen kann.

- Der Schlafraum sollte vor dem Schlafen frisch durchgelüftet werden, oder Sie schlafen bei geöffnetem/gekipptem Fenster. Nur bewegte Luft wird als frisch empfunden. Achten Sie auf Allergenarmut für Allergiker, angefeuchtete Luft für Atemwegsgeplagte.

7

Schlaf und Gesundheit

Schlaf stellt die einzige nachhaltige Regenerationsphase des menschlichen Organismus dar, weshalb ausreichend tiefer und erholsamer Schlaf eine wesentliche Bedingung für gute Gesundheit ist. Die Bedeutung erholsamen Schlafs rückt medizinisch und gesellschaftlich immer mehr in den Fokus, weil immer mehr Erkenntnisse die Zusammenhänge von gestörtem Schlaf und der Entstehung von Krankheiten aufdecken. Alle Organsysteme brauchen ausreichend tiefen und langen Schlaf, um dauerhaft funktionieren zu können. Insbesondere das Herz-Kreislauf-System, die Psyche, das Nerven- und Immunsystem reagieren empfindlich auf Schlafstörungen. Genauso gilt umgekehrt, dass Krankheiten des Herzens, der Gefäße, der Nerven und Seele, aber auch Asthma, Schmerzen und viele weitere Störungen den Schlaf empfindlich beeinträchtigen können. Schlafstörungen stehen in enger Wechselwirkung mit den Volkskrankheiten Bluthochdruck, Übergewicht, Depression und Diabetes.

Der von uns eingesetzte Schlafsensor SE 80 SleepExpert brachte – bei unserer repräsentativen und somit an der Normalbevölkerung durchgeführten Studie – auch Ergebnisse für Schlafunterbrechungen. Die Probanden hatten den Schlafsensor in der Regel fünf Tage lang im Einsatz. Er zeichnete während dieser Zeit Schlafdauer, Schlafphasen und Schlafunterbrechnungen auf. Das Ergebnis zeigt, dass 68,3 Prozent der Deutschen mehr als fünf Schlafunterbrechungen pro Nacht haben, die länger als zwei Minuten andauern. Es ist nicht verwunderlich, dass sich kaum einer am Morgen an die genaue Anzahl der Unterbrechungen und schon gar nicht an deren Dauer erinnert. Wir vergessen das zumeist wieder. Es ist also ganz normal, dass der Umfang der Durchschlafstörungen subjektiv geringer eingeschätzt wird, als er objektiv gemäß der Messungen ist. Die Schlafmedizin hat aufgrund klinischer Studien Durchschnittswerte ermittelt, die anzeigen, wann im Schnitt Schlafunterbrechungen noch als normal gelten oder wann sie Hinweise auf einen schlechten Schlaf geben. Mehr als fünf bis acht Unterbrechungen (mit über zwei Minuten Dauer) sollten es nicht sein.

Ein- und Durchschlafstörungen (Insomnie)

Ein- und Durchschlafstörungen gehören zu den häufigsten beklagten Symptomen in modernen Industriegesellschaften. Inzwischen leidet jeder vierte bis fünfte Europäer unter länger als vier Wochen anhaltenden Schlafproblemen. Das bleibt natürlich nicht ohne Konsequenzen für das Arbeits- und Privatleben. Die offiziellen Klassifikationssysteme (DSM-IV-TR und ICD-10) fordern für die Diagnose einer primären beziehungsweise nichtorganischen Insomnie, dass für mindestens vier Wochen Ein- und Durchschlafprobleme an mindestens drei Tagen pro Woche auftreten oder dass in diesem Zeitraum gleichzeitig nicht erholsamer Schlaf beziehungsweise eine schlechte Schlafqualität vorliegt. Mal eine Nacht schlecht zu schlafen ist nichts Schlimmes und völlig normal. Wenn es aber immer mehr Nächte hintereinander werden, in denen wir uns schlaflos im Bett herumwälzen und quälen, dann macht uns das irgendwann mürbe. Wir büßen Leistungsfähigkeit ein, unsere Stimmung wird schlechter, wir werden gereizter, dünnhäutiger, unkonzentrierter und erschöpfter. Der Kopf kann abends nicht mehr richtig abschalten. Kopf und Körper sind überreizt, die Drehzahl ist zu hoch. Das Gehirn, das den Schlaf einleiten will, kriegt die Kurve nicht mehr.

Die Gründe für Ein- und Durchschlafstörungen sind: berufliche und private Belastungen, psychische Probleme (Burn-out, Angst, Depression), Schnarchen (eigenes oder des Bettpartners), Medikamente, Nikotin oder bestimmte Getränke (Alkohol, Kaffee, Tee), Schmerzen (Rücken, Nacken, Schulter) und andere Erkrankungen (Herz, Asthma, Restless Legs).

Am meisten beklagen die Menschen Durchschlafstörungen. Sie können zwar noch halbwegs gut einschlafen, aber irgendwann werden sie dann einmal oder mehrmals nachts wach, wälzen sich unruhig im Bett herum und können nicht wieder einschlafen. Ein quälender Teufelskreis aus Schlaflosigkeit bei Nacht und Erschöpfung und Gereiztheit bei Tag brennt sich über Tage und Wochen langsam ein und ebnet so den Weg zur Chronifizierung. Je öfter wir schlecht schlafen, desto mehr wünschen wir uns, dass doch die nächste Nacht nun endlich den ersehnten Schlaf zurückbringen möge. Unsere Wünsche und Erwartungen an die Nacht werden immer größer und intensiver. Und das macht Druck. Und dieser Druck verhindert dann zusätzlich, dass wir uns abends entspannen und loslassen können.

Das Gehirn macht irgendwann immer das besonders gut, was es oft tut. Üben wir oft Tischtennis, können wir das irgendwann recht gut. Schlafen wir oft schlecht, können wir irgendwann das besonders gut. So nimmt aber auch der Druck auf die Nacht immer weiter zu, weil die Schlaflosigkeit als so quälend und nervenaufreibend erlebt wird und die Auswirkungen schlecht geschlafener Nächte oft solch unangenehme Konsequenzen für den nächsten Tag haben. Durch den Druck wird das Ein- und Durchschlafen aber immer schwerer, weil sich Schlaf nur im Zustand biopsychophysiologischer Entspannung einstellt und Anspannung und Druck sich mit dem »Loslassen« beim Ein- und Durchschlafen nicht vertragen. Die Anspannung und Erwartungshaltung verstärken also die Schlafstörung zusätzlich.

Schlaf lässt sich leider nicht erzwingen oder einfordern. Das unterscheidet ihn etwa von Ernährung und Bewegung. Wir könnten uns willentlich zwingen – mit viel Disziplin –, mal nichts zu essen oder lange zu laufen. Aber Schlaf wehrt sich gegen Druck und Zwang. Er ist wie ein Vogel, der sich nur auf unsere Hand setzt, wenn es ihm dort gefällt, wenn die Bedingungen für ihn dort sicher und angenehm sind. Wenn wir den Vogel (des Schlafs) willentlich packen wollen, dann flattert er nur umso aufgebrachter davon. Das ist etwas, das Schlafgestörten oft sehr schwerfällt: einzusehen, dass sie keine echte Kontrolle über ihren Schlaf ausüben können, dass sich der Schlaf dem bewussten Willen und Wollen weitestgehend entzieht und er sich nur von selbst wieder einstellt, wenn wir ihm »eine warme Hand« bereiten, ihm also Bedingungen schaffen, unter denen er »freiwillig« zurückkehrt.

Anspannung und Angst verhindern Schlaf

Eine große Rolle spielt bei vielen Menschen mit Schlafstörungen die Angst. Angst vor der Zukunft, Angst vor Jobverlust, Angst, dass der Job sich ändern könnte oder bleiben könnte, wie er ist. Angst, dass der Partner gehen oder bleiben könnte. Angst um die Kinder, die Eltern, Angst um alles Mögliche. Angst kommt vom lateinischen Wort *angustia* und bedeutet Enge. Alles, was zu eng ist und wird, kann uns Menschen Angst machen. Aber auch alles, was zu weit ist, zu groß für uns, zu unbekannt, zu fremdartig, zu unplanbar. Wir stehen heute vor dem Paradox, dass es uns objektiv, also materiell gesehen, eigentlich so gut geht wie noch nie, aber im subjektiven Empfinden oft so schlecht wie nie. Alle jammern. Wir werden zwar immer älter, verhindern trotz diverser Krankheiten unseren biologischen Tod bis locker in die Mitte der Achtziger hinein, doch die Kehrseite ist, dass wir an altersmäßiger Vereinsamung und Alterskrankheiten leiden, die man in früheren Jahrhunderten so gut wie gar nicht kannte.

Angst ist ein psychisches Phänomen, das sich häufig über körperliche Zustände äußert und vor allem über nervlich-hormonelle Vermittlung und Muskelanspannungen extrem unangenehme Empfindungen auslösen kann. Die Beschwerden reichen von diffuser innerer Spannung über Herzklopfen und -stolpern, Druckgefühle im Brustkorb, Übelkeit, Schwitzen, Magenschmerzen, Durchfall, Panikattacken bis hin zu Vernichtungsgefühlen und totaler Todesangst. Die Gründe vieler Ängste bleiben aber oftmals unbewusst, weil die Symptome dann doch gerade nicht heftig genug sind, um eindeutig ihren Ursachen zugeordnet zu werden, und es sich ja hauptsächlich zunächst um körperliche beziehungsweise psychosomatische Symptome handelt, die gerne eher dem Körper zugeschrieben werden als der Psyche. Die Gründe und Ursachen für unsere Ängste werden von uns oft lieber verdrängt und irgendwie zugeschüttet, weil die Auseinandersetzung mit ihnen anstrengend ist und oftmals zunächst – subjektiv anmutend – unangenehme Wahrheiten zutage fördern kann. Ängste und ihre meist diffusen Symptome gehen aber oft nicht einfach von selbst wieder weg. Da braucht es eine professionelle Therapie, oftmals Psychotherapie und Medikamente gleichzeitig.

Angst produziert oft eine diffuse innere und äußere Anspannung. Durch Angst bleiben unsere Muskeln angespannt und können sich abends im Bett nicht wieder entspannen. Hierdurch kommen wir dann abends »nicht runter«, und der Schalter geht nicht von Wachen auf Schlafen. Dann liegen wir angespannt im Bett, und unser Gehirn macht das, was es am besten kann, nämlich denken. Nach(t)denken. Grübeln. Die Gedanken fangen an zu kreisen und zu rotieren und drehen sich oft um unsere Probleme – weil die am Tag eher verdrängt werden als die schönen Dinge. Die schönen Erlebnisse braucht man ja nicht zu verdrängen, denn die tun uns ja gut. Die negativen, Unlust bereitenden Dinge aber verbannen wir gerne aus unserem aktuellen Arbeitsspeicher. Abends im Bett dann, wenn wir uns eigentlich wünschen, selig in Sandmanns Arme zu sinken, dann kommen die verdrängten und beiseitegeschobenen Gedanken und Gefühle wieder »auf die Bühne«. Denn sie waren ja nicht wirklich weg, sondern nur »an den Rand« (des Bewusstseins) gedrängt.

Die Welt ist unsicher geworden. Vielleicht war sie das schon immer, aber wir Menschen haben gerne Beruhigung durch externe Sicherheiten, damit wir uns gut fühlen. Sicherheit beruflich, Sicherheit privat, Sicherheit finanziell. Auch die sich subjektiv immer schneller drehende Spirale der Zeit verunsichert uns. Weil immer weniger Zeit bleibt, um konstante und stabile Bindungen zu pflegen. Schließlich spielen auch Religion und Transzendenz kaum noch eine Rolle, wo die Ökonomie alles dominiert. Damit geht aber der echte »Blick nach oben« verloren, zum großen Ganzen, das mehr ist als wir selber und das uns einbettet in einen größeren (Sinn-) Zusammenhang. Wenn es keine Götter mehr am (Sternen-)Himmel gibt, zu denen wir »aufschauen« können, an und in denen wir uns spiegeln und abarbeiten können, dann müssen wir all unsere seelischen Sonderbarkeiten, Widersprüche, Ambivalenzen und Affekte in uns selber und unseren nächsten Mitmenschen aushalten und -leben. Aber dafür sind wir eigentlich nicht gemacht. Und deshalb kracht es auch so oft und so arg im Angst- und Stress- und Schlaf-Gebälk.

Atmung im Schlaf

Schon beim jungen gesunden Menschen nimmt der Luftwiderstand beim Einatmen in den oberen Atemwegen durch die ganz normale Muskelerschlaffung im Schlaf um circa 300 Prozent zu. Es genügt also ein Weniges an zusätzlicher Erschlaffung oder Verengung im Rachen (anatomisch, altersbedingt, durch Übergewicht, Alkohol, Medikamente oder Stress), und es kommt zu einer angestrengten Atmung im Schlaf, die wir häufig als Schnarchen und Schlafapnoe (Atemstillstand) entdecken, die aber auch lange Zeit unerkannt bleiben kann, wie zum Beispiel das »Silent Upper Airway Resistance Syndrom«. Dieses tritt häufig bei schlanken Leuten und Frauen auf und entlarvt sich nicht durch laute Geräusche oder längere Atempausen, führt aber dennoch zu teils erheblicher Tagesmüdigkeit, Erschöpfung, erhöhtem Blutdruck und teils qualvollen Ein- und Durchschlafstörungen.

Das Schnarchen galt lange Zeit eher als Kavaliersdelikt, wird aber heute aufgrund der Konsequenzen als ernst zu nehmende Gesundheitsstörung angesehen, die die Schlafqualität und -dauer negativ beeinflusst. Dieser »Atmungsstress«, der bei den meisten Menschen selbst häufig lange unbemerkt bleibt und wenn, dann zumeist dem Partner auffällt, führt oft zu erhöhtem Blutdruck. Am Tag und bei Nacht. Schlafbezogene Atmungsstörungen bleiben häufig lange unerkannt, während der erhöhte Blutdruck früher auffällt. Leider werden sie in Deutschland noch viel zu selten einer eventuellen Schlafstörung zugeordnet. Die Schlafmedizin ist ein noch relativ junges Fachgebiet, weshalb viele Ärzte noch zu wenig über die Aus- und Wechselwirkungen gestörten Schlafs auf den Blutdruck – und umgekehrt – wissen. Auch Ein- und Durchschlafstörungen können durch den vermehrten Stress, den der schlafgestörte Mensch erlebt, zu erhöhtem Blutdruck führen. Bluthochdruck ist eine der häufigsten Zivilisationskrankheiten weltweit.

Gestörter Schlaf und erhöhter Blutdruck

In den Industrieländern ist der Anteil der an Bluthochdruck Erkrankten seit den 1980er-Jahren konstant hoch. Gemäß den Daten unserer Studie leiden 25 Prozent der Deutschen generell unter Bluthochdruck, bei den Älteren sind es deutlich mehr. Bei den über 60-Jährigen weist nur noch etwa jeder Vierte normale Blutdruckwerte auf, von den über 80-Jährigen haben 30 Prozent einen systolischen Blutdruck von über 160 mmHg.

In den westlichen Industrieländern hat fast jeder zweite Erwachsene Blutdruckwerte von über 140/90 mmHg. Ab diesem Grenzwert kann man von einem erhöhten Blutdruck sprechen. Deutschland hat die höchste Hypertoniehäufigkeit Europas. Bluthochdruck ist einer der häufigsten Gründe, warum Menschen zum Arzt gehen. Nirgendwo in Europa werden so viele Blutdruckpillen eingenommen wie in Deutschland (etwa viermal so viel wie im europäischen Vergleich). Nirgendwo in Europa ist aber auch die Fachgruppe der Kardiologen, die sich mit diesem Krankheitsbild befassen, so mächtig wie in Deutschland. Hierzulande werden fast doppelt so viele Herzkatheter Untersuchungen durchgeführt als im europäischen Durchschnitt, die Sterberate an Herz-Kreislauf-Erkrankungen liegt aber trotzdem nicht niedriger als in den anderen europäischen Ländern.

Bluthochdruckkranke haben in 38 Prozent der Fälle den Wunsch, mehr zu schlafen, während es bei den Nichtblutdruckpatienten nur 33 Prozent sind. Die durchschnittliche Schlafdauer liegt in beiden Gruppen mit 6:54 Stunden pro Nacht gleich. Allerdings verbringen die Hypertoniker unter der Woche täglich 36 Minuten länger im Bett, vor allem weil sie schlechter aus den Federn kommen. Am Wochenende ist der Unterschied minimal. Da stehen allerdings alle Deutschen durchschnittlich etwas später auf als wochentags

Abbildung 15 | **Bluthochdruck und Schlafzeiten**

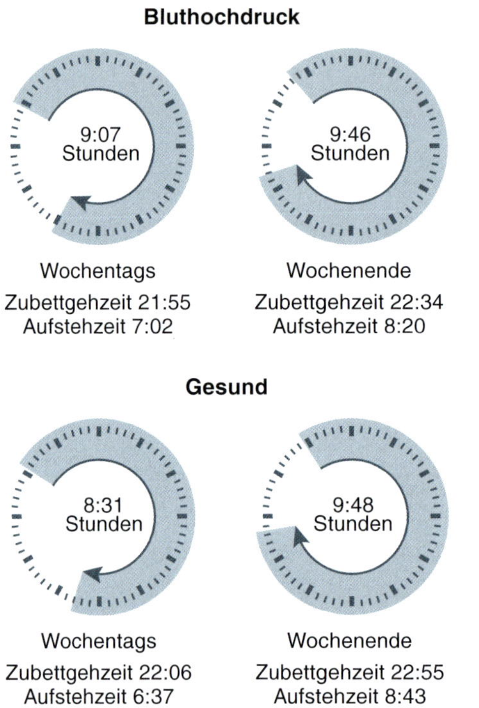

Quelle: Emnid 2016

Obwohl Menschen mit Bluthochdruck längere Bettzeiten haben als Menschen mit normalem Blutdruck, sind sie doch mit ihrem Schlaf deutlich unzufriedener.

Erhöhter Blutdruck und gestörter Schlaf hängen eng zusammen. Das bestätigen auch unsere Daten: Leute mit erhöhtem Blutdruck sind deutlich unzufriedener mit ihrem Schlaf (Note 6,5) als Leute mit normalem Blutdruck (7,1).

Es überrascht nicht, dass Deutsche mit erhöhtem Blutdruck sich morgens weniger fit fühlen als Menschen ohne Bluthochdruckprobleme. Auf einer Skala von 0 bis 10 (0 = total erschlagen, 10 = topfit) geben Bluthochdruckkranke einen Wert von 6,3 an, während Befragte mit normalem Blutdruck auf einen Durchschnittswert von 6,7 kommen, sich also morgens fitter fühlen.

46 Prozent der Bluthochdruckkranken nicken am Tag oft oder gelegentlich ein, während es bei Menschen ohne Bluthochdruckprobleme nur 25 Prozent sind. Tagesmüdigkeit, Einschlafneigung, Erschöpfung und Sekundenschlaf sind überaus häufige Phänomene bei qualitativ gestörtem Schlaf, der dann nicht mehr zur »Entmüdung« führt und quasi tagsüber »durchschlägt«. Schlafstörungen, Übergewicht und Bluthochdruck gehen überaus häufig Hand in Hand und beeinflussen sich gegenseitig. Aber auch Bluthochdruck alleine kann zu Erschöpfung und Einschlafneigung führen, oft treten hier aber Komorbiditäten zur Schlafapnoe auf.

So geben auch 56 Prozent der Bluthochdruckbefragten an, tagsüber oft oder gelegentlich (gewollt) zu schlafen, also ein Mittagsschläfchen zu halten, während dies bei den Normotonikern nur 39 Prozent tun. Interessant ist, dass ein regelmäßiges Nickerchen die Gefahr für einen Herzinfarkt (nach dem

Schlaganfall ein weiteres Risiko hohen Blutdrucks sowie auch der Schlafapnoe) um bis zu 40 Prozent senken kann. So könnte es also sein, dass Bluthochdruckpatienten, die regelmäßig Mittags schlafen, ihr erhöhtes Risiko für einen Herzinfarkt durch das Power-Napping wieder vermindern.

Das Mittagsschläfchen führt zu einer temporären Entspannung des sympathotonen Teils des vegetativen Nervensystems, dessen Dauerfeuer eine der Hauptursachen für Bluthochdruck, Stress, Burn-out und weitere Krankheiten darstellt. Durch das Nickerchen kommt der andere Teil des Vegetativums, der Parasympathikus, zur Geltung und das ganze System in eine bessere Balance. Schon 15 Minuten dösen mit den Füßen hoch reicht. Man muss nicht unbedingt richtig schlafen.

Während die Frage nach der Wichtigkeit des Raumklimas von Bluthochdruckpatienten (47 Prozent) und Befragten mit normalem Blutdruck (45 Prozent) nahezu gleich bewertet wird, spielt das Wetter bei 42 Prozent der Bluthochdruckler, aber nur bei 38 Prozent der Normaldruckler eine Rolle. Wir wissen, dass das Wetter über Veränderungen des Luftdrucks und der Luftfeuchtigkeit und eventuell auch über weitere Variablen Einfluss auf das Nervensystem, den Hormonhaushalt und die Befindlichkeit nehmen kann. Auch die – immer wieder spannende und niemals tot zu kriegende – Frage nach dem Einfluss des Vollmonds auf den Schlaf bejahen immerhin 41 Prozent der Hypertoniker, aber nur 37 Prozent der Normotoniker.

73 Prozent der Deutschen mit Bluthochdruck schlafen im Schlafanzug/Nachthemd, während diese – klassische – Form der Nachtkleidung nur 59 Prozent der Befragten mit normalem Blutdruck wählen. T Shirt oder nackend führen die Normotoniker mit 39 Prozent vor 24 Prozent bei den Hypertonen. Das mag eventuell am Alter liegen. Jüngere Leute, bei denen der Bluthochdruck noch nicht so zuschlägt, schlafen eher im T-Shirt oder nackt, während die ältere Generation, die eher zum Bluthochdruck neigt, eher das aus ihrer Zeit bekannte und bewährte Nachtkleid trägt.

Einige Besonderheiten im Verhalten der Menschen mit hohem Blutdruck betreffen auch die Aktivitäten vor dem Schlaf. So schauen zwar etwa genauso viele Leute mit normalem wie erhöhtem Blutdruck abends noch fern (86 Prozent zu 89 Prozent), aber von den Fernsehguckern mit hohem Blutdruck schauen 81 Prozent im Wohnzimmer, während nur 69 Prozent der Normal-Blutdruckler im Wohnzimmer schauen, der Rest im Schlafzimmer oder mal so, mal so. Dieser Unterschied könnte daran liegen, dass Leute mit Bluthochdruck häufiger vor dem Fernseher einnicken. Denn sie sind häufiger tagesmüde und schläfrig. Einerseits kann dies am erhöhten

Blutdruck selbst liegen. Zum anderen leiden Hypertoniker häufiger auch an Schlafapnoe und an Übergewicht, was wiederum beides Tagesmüdigkeit und Einschlafneigung bedingt, fördert und verstärkt.

Menschen mit erhöhtem Blutdruck neigen eher dazu, in der letzten Stunde vor Löschen des Lichts noch etwas zu essen oder zu trinken (53 Prozent) als Leute mit normalem Blutdruck (45 Prozent). Hoher Blutdruck hat eindeutige Beziehungen zum Übergewicht und zum Metabolischen Syndrom. Zwar können hoher Blutdruck, abendliches Essen und Übergewicht unabhängig voneinander parallel auftreten. Aber es liegt nahe, dass es auch eine kausale Beziehung gibt: Spätabendliches Essen führt eben oft zu Übergewicht, und Übergewichtige haben häufig zu hohen Blutdruck. Übergewicht ist ein großer Risikofaktor fürs Schnarchen und die Schlafapnoe, und beide Störungen können wiederum hohen Blutdruck auslösen sowie auch Übergewicht verstärken.

Schnarchen und Schlafapnoe

47 Prozent aller Deutschen schnarchen oft bis gelegentlich (17 Prozent oft, 30 Prozent gelegentlich), und 44 Prozent aller Befragten berichten über gelegentliches bis häufiges Schnarchen des Bettpartners. Dabei bemerken und beklagen 51 Prozent der Frauen und 36 Prozent der Männer ein sägendes Etwas neben sich. Das deckt sich nicht ganz mit der Selbstwahrnehmung. Dass sie selbst schnarchen (oft beziehungsweise gelegentlich), sagen 52 Prozent der Männer und 43 Prozent der Frauen. Die Männer nehmen also ihre schnarchenden Partnerinnen seltener wahr oder sind vielleicht bei ihren Aussagen über die Partnerin etwas verschwiegener.

Wer schnarcht am meisten? Von den Verheirateten schnarchen 54 Prozent, bei den Ledigen sind es nur 32 Prozent, was mit ihrem niedrigeren Durchschnittsalter zusammenhängt. 62 Prozent der Schnarcher haben hohen Blutdruck. Die höchsten Schnarcherprozente finden sich ab einem Einkommen von 2000 Euro bis zu über 4000 Euro (im Schnitt circa 54 Prozent), während es einen Peak von 63 Prozent bei Einkommen zwischen 3000 und 3500 Euro netto gibt. Hier könnte sich der berufliche Stress als Schlafapnoe-Anzeiger bemerkbar machen. Wir wissen, dass es in mittleren Einkommensklassen aufgrund der Angst vor dem Abstieg bei gleichzeitigem Wunsch nach Aufstieg zu mehr Stress kommen kann als in den niedrigen und hohen Einkommensschichten. Stress kann über eine verstärkte Daueranspannung der Hals- und Rachenmuskeln zu einem verstärkten Muskelkollaps im Schlaf führen, was dann wiederum Schnarchen und Schlafapnoe begünstigt.

Mit zunehmendem Lebensalter wird Schnarchen häufiger als Störgröße beklagt. So berichten nur 29 Prozent der 30- bis 39-Jährigen über einen schnarchenden Bettpartner, aber bereits 46 Prozent der 40- bis 49-Jährigen und 51 Prozent der 50- bis 59-Jährigen. Schnarchen entwickelt sich zu einer Volkskrankheit immensen Ausmaßes. Schnarchen ist ab einem gewissen Schweregrad kein Kavaliersdelikt mehr, obwohl es viele Jahrzehnte als solches galt. Es ist in den allermeisten Fällen tatsächlich eine Krankheit. Und zwar nicht nur für den Bettpartner, der das sägende Wesen an seiner Seite die ganze Nacht ertragen muss, sondern auch und vor allem für den Schnarcher selbst wird die nächtliche Luft-Flatter-Krachmach-Sache früher oder später zum gesundheitlichen Problem. Männer beginnen früher mit dem Schnarchen, Frauen ziehen aufgrund der hormonellen Veränderungen der Gewebespannung ab den Wechseljahren schnarchtechnisch zügig nach. Männer schnarchen lauter und öfter und bekommen häufiger eine Schlafapnoe als Frauen. Ab 65 schnarchen beide Geschlechter gleich viel und laut.

9 Prozent aller Befragten wissen von sich, dass sie oft oder gelegentlich Atemstillstände im Schlaf haben (Schlafapnoe). Von den Befragten mit Bluthochdruck haben aber schon 16 Prozent (bekannte) Atemaussetzer während der Nachtruhe. Die Dunkelziffer an unerkannten Apnoen liegt wahrscheinlich deutlich höher, da immer noch viel zu selten auf Schlafapnoe untersucht wird. Unter den Apnoikern befinden sich deutlich mehr Geschiedene (15 Prozent) und Verwitwete (12 Prozent) als Ledige (6 Prozent), Ver-

Tabelle 21 | **Wer schnarcht?**

Männer	52 %
Frauen	43 %
Unter 30 Jahre	31 %
30–49 Jahre	44 %
50–59 Jahre	59 %
Bluthochdruck	62 %

Quelle: Emnid 2016

Männer schnarchen mehr als Frauen und die Älteren mehr als die Jüngeren. Am häufigsten leiden Menschen mit Bluthochdruck unter dem Schnarchen.

60 Prozent derjenigen, die schnarchen, haben eine unterdurchschnittliche Zufriedenheit mit ihrem Schlaf (im Vergleich zu nur 34 Prozent der Nichtschnarcher). Schnarchen stört somit die Schlafqualität erheblich.

Ab dem 50. Lebensjahr liegt die in unserer Studie (subjektiv) abgefragte Kenntnis über Apnoen bei 11 Prozent der Befragten, während es bei unter 30-Jährigen nur 5 Prozent sind. Beim Schulabschluss zeigt sich ein Peak von 12 Prozent bei Menschen mit Hauptschulabschluss verglichen mit 5 Prozent mit Abitur.

heiratete (8) und verheiratete, aber getrennt lebende Menschen (6 Prozent). Ob Partner oder keiner spielt insgesamt anscheinend eine untergeordnete Rolle (8 Prozent zu 9 Prozent). Dasselbe gilt für die Variablen Berufstätigkeit und Kinder im Haushalt, keine hat in unserer Umfrage prozentual einen signifikanten Einfluss (Werte zwischen 8 und 9 Prozent). Lediglich bei der Korrelation von Schlafapnoe und Einkommen sieht man einen Anstieg auf 11 Prozent bei den mittleren Einkommen zwischen 2500 und 3500 Euro netto im Monat (Stress als mögliche Erklärung, siehe oben).

Schlafbezogene Atmungsstörungen (Schnarchen und Schlafapnoe) sind neben den Stressschlafstörungen ein weiteres Kreuz des 21. Jahrhunderts und betreffen alle zivilisatorisch hochgezüchteten Länder. Überall, wo Geld ist, wird geschlemmt, getrunken, gefeiert und sich weniger bewegt – und da werden die Leute dicker. Und wenn sie dicker werden, schnarchen sie mehr. Und wenn sie mehr schnarchen und nachts lauthals nach Luft ringen, dann kriegen ihre (Bett-)Partner die Krise und die Beziehung Probleme. Je länger und heftiger einer oder eine schnarcht, desto eher kommt es später auch irgendwann zu Atemaussetzern (obstruktive Schlafapnoe), einfach weil durch das ständige mechanische Flattern von Gaumensegel und Zäpfchen im Wind (des Atmens) das Gewebe im Lauf der Jahre ausleiert und erschlafft und dann der dicke Zungengrundmuskel irgendwann ganz nach unten fällt und den Atemweg im Rachen verlegt. Mit zunehmendem Lebensalter wird unser Gewebe schwächer. Aber auch Stress kann Schnarchen verstärken. Wenn wir durch Stress den ganzen Tag zu sehr angespannt sind, dann sind auch fast all unsere Muskeln zu angespannt (»einen dicken Hals haben«) und fallen im Schlaf entsprechend heftiger zusammen, als wenn wir tagsüber entspannter wären. Alkohol und die meisten Schlaftabletten sind weitere Schnarchverstärker, weil fast alle »Entspanner« auch die Rachenmuskeln mehr erschlaffen lassen.

Offiziell leiden in Deutschland nur etwa 3 bis 5 Prozent aller erwachsenen Männer an einem obstruktiven Schlafapnoesyndrom (OSAS). Die reale Prozentzahl dürfte aber weitaus höher liegen, da die Schlafapnoe nach wie vor ein grotesk unterdiagnostiziertes und selbst in den Köpfen vieler Ärzte

Wie entsteht Schnarchen?

Schnarchen entsteht durch Luftverwirbelungen an Engstellen der Nase und des Rachens während des Schlafs. Je jünger ein Schnarcher, desto eher sind in der Regel anatomische Probleme die Ursache (Nase, Rachenmandeln). Eine behinderte Nasenatmung spielt bei erwachsenen Schnarchern in circa 20 Prozent der Fälle eine entscheidende Rolle. Hier sind dann zunächst Hals-Nasen-Ohrenärztliche Eingriffe das Mittel der Wahl. Engstellen entstehen in der Nase meist durch anatomische Verengungen (Nasenscheidewandverkrümmung oder vergrößerte Nasenmuscheln) oder – was nicht selten vorkommt – auch durch allergische oder infektbedingte Anschwellungen. Im Rachen entstehen Engstellen meist »funktionell« durch ein Nachlassen der Muskelspannung normalerweise dauerangespannter (sogenannter tonischer) Muskeln.

Der Haupt-Erschlaffens-Übeltäter ist in den allermeisten Fällen der dicke Zungengrundmuskel, der durch die Schwerkraft im Liegen – und hier ganz besonders in Rückenlage – und durch die Entspannung im Schlaf zu weit herunterfällt und dann den oberen Luftweg einengt oder sogar ganz verschließt. Bei Tag sind unsere Rachenmuskeln fast immer genügend angespannt, sodass auch genügend Luft beim Atmen durch den Rachen in die Lunge kommen kann. Im Schlaf allerdings entspannen sich fast alle unsere Muskeln mehr oder weniger stark, sodass es dann im Rachen zu einem sogenannten funktionellen Kollaps der Muskulatur kommt. Kommt noch Luft hindurch, muss sie sich durch die Engstelle quetschen, dann entsteht eine Luftverwirbelung, die Gaumensegel und Zäpfchen zum Flattern bringt. Das nennt man Schnarchen. Fällt der Zungengrundmuskel noch weiter zurück, kommt es zu einer kompletten Verlegung des Luftwegs, und es kann keine Luft mehr beim Einatmen in die Lunge gelangen. Das nennt man Atemaussetzer beziehungsweise »obstruktive« (= zur Atemwegsverengung führende) Schlafapnoe.

Die Gefahren des Schnarchens sind: Die Partnerschaft leidet, es entsteht »Nachtstress«, weil der Cortisolspiegel, der Puls und der Blutdruck nicht absinken. Tagesmüdigkeit, Konzentrationsstörungen, häufige Infekte im Nasen-Rachen-Raum und Allergiebereitschaft kommen hinzu. Außerdem bewirkt Schnarchen eine Zunahme des Gewichts, des Blutdrucks sowie die Entwicklung von Atherosklerose.

noch immer unbekanntes oder nicht ernst genug genommenes Krankheitsbild ist.

Problematisch bei den Atemaussetzern ist vor allem, dass durch sie immer wieder der Sauerstoffgehalt im Blut abfällt und immer wieder Alarmreaktionen im Organismus ausgelöst werden, die die Betroffenen – oftmals ohne dass sie das selbst nachts merken – unter ständigen Stress setzen, der sich dann unter anderem in Tagesmüdigkeit, Leistungsabfall, erhöh-

Abbildung 16 | **Schnarchen und Schlafapnoe**

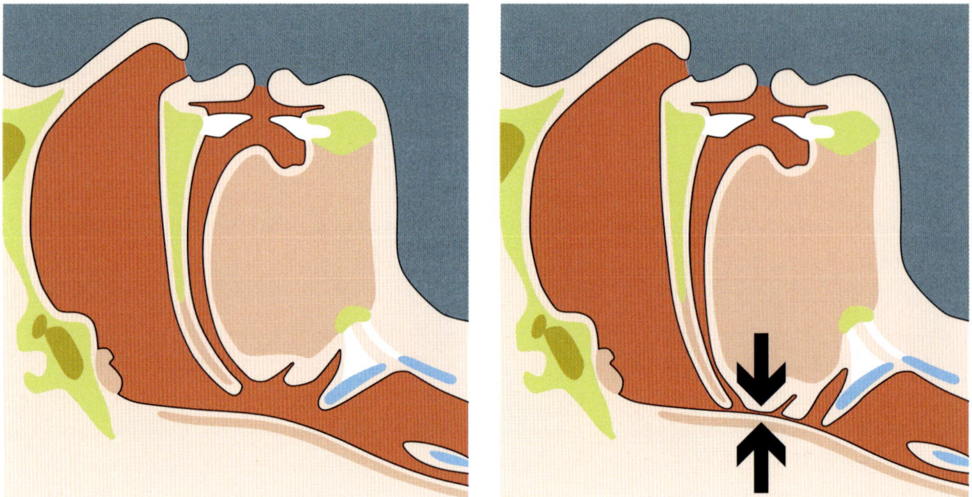

Quelle: Eigene Darstellung

Durch Verlegung des Rachens kommt entweder weniger oder gar keine Luft mehr in die Lunge. An den Engstellen im Rachen verwirbelt die Luft und lässt Gaumensegel und Zäpfchen flattern (Schnarchen), oder der Luftstrom reißt ab (Apnoe).

tem Blutdruck, schlechter Stimmung, Libidoverlust und diversen anderen Symptomen äußert. Sauerstoff ist der Hauptbrennstoff unseres Körpers, und Sauerstoffmangel gefällt unserem Körper gar nicht. Zwar sind nachts die Alarmgrenzen für einen Sauerstoffmangel gegenüber dem Tagesgeschehen schon deutlich laxer und weicher eingestellt, jedoch gibt es bei jedem Menschen eine individuelle Grenze und Schwelle, ab welchem Grad von Sauerstoffmangel der Körper Alarmreaktionen auslöst. Diese bestehen in einem Ansteigen von Blutdruck und Herzfrequenz, dem Ausschütten von Stresshormonen wie Adrenalin und Cortisol und vor allen Dingen in dem ständigen Abfeuern von sogenannten Mikroarousals. Diese Mikroweckreaktionen sind kleine Ministromstöße, die vom Gehirn aus an die Körpermuskeln gesendet werden, damit der Schnarcher beziehungsweise Apnoiker seine Rachenmuskeln wieder anspannt, damit wiederum mehr Luft und damit Sauerstoff ins Blut kommt. Dummerweise führen diese – oft durch den ganzen Körper zuckenden – Mikroweckreaktionen zu einem ständigen »Herausschießen« des Schläfers aus den tieferen Schlafstadien, wodurch der Nachtschlaf zerstückelt, verflacht und fragmentiert wird.

Auch nächtliches Zucken der Gliedmaßen, vor allem der Beine (periodische Beinbewegungen, häufig beim Restless-Legs-Syndrom anzutreffen), führt häufig zu schlaffragmentierenden Mikroarousals, und schon reines heftiges Schnarchen ohne Atempausen und ohne Sauerstoffabfall kann bereits zu häufigen Mikroarousals mit Tiefschlafverlust, fragmentiertem Schlafprofil und teils exzessiver Tagesmüdigkeit führen. Man nennt dieses Störungsbild ein »Upper Airway Resistance Syndrom«, UARS, zu Deutsch: ein »Widerstandssyndrom der oberen Atemwege«. Es ist sehr wichtig, das hier zu erwähnen, denn es gibt viel mehr Menschen mit einem UARS als mit einer echten obstruktiven Schlafapnoe (OSAS). Sie fallen aber trotz Tagesmüdigkeit bei fast allen ambulanten Screening-Untersuchungen auf Schlafapnoe durch das Raster und werden von den screenenden Lungen- und HNO-Ärzten meist mit einem Schulterzucken wieder nach Hause geschickt. Denn die Screening-Untersuchung (die sogenannte Polygrafie) misst nur »echte« Atempausen und Sauerstoffabfälle. Sie versagt aber bei der Detektion eines UARS, weil sie aufgrund des Fehlens von EEG- und Muskelableitungen keine Mikroweckreaktionen erkennt. Der müde und erschöpfte Schnarcher wird dann ohne Diagnose und vor allem ohne Therapie wieder nach Hause geschickt und weiß immer noch nicht, warum er immer so müde ist.

Atemaussetzer (Apnoen, von griechisch apnoeia = kein Wind) können von wenigen Sekunden bis zu über zwei Minuten dauern. In der Schlafmedizin wird eine Atempause ab einer Dauer von zehn Sekunden als eine Apnoe gezählt. Fast den gleichen Krankheitswert wie obstruktive Apnoen haben aber auch sogenannte obstruktive Hypopnoen. Hier kommt zwar noch Luft durch die Engstellen durch, die Menge der durchströmenden Luft ist aber um mindestens 50 Prozent vermindert und die Sauerstoffsättigung des Bluts um mindestens 3 Prozent erniedrigt. Auch eine Hypopnoe muss mindestens zehn Sekunden andauern, um als solche gezählt und bewertet zu werden.

Länger dauernde erholsame Schlafphasen sind durch Atemaussetzer oder auch schon starkes Schnarchen oft kaum erreichbar. Das ist unter anderem der Grund, warum die allermeisten starken Schnarcher und Schlafapnoiker über eine ausgeprägte bis zumindest moderate Tagesmüdigkeit klagen. Denn selbst wenn sie acht oder mehr Stunden schlafen, so ist ihr Schlaf in der Qualität, das heißt in der Tiefe und Durchgängigkeit, meist massiv gestört. Wenn man das mit einem Handy vergleicht, könnte man sagen: Ein Handy kann noch so lange an einem defekten Ladekabel hängen, es wird einfach nicht mit genügend Strom aufgeladen.

Abbildung 17 | **Schnarchen führt zu Mikroweckreaktionen**

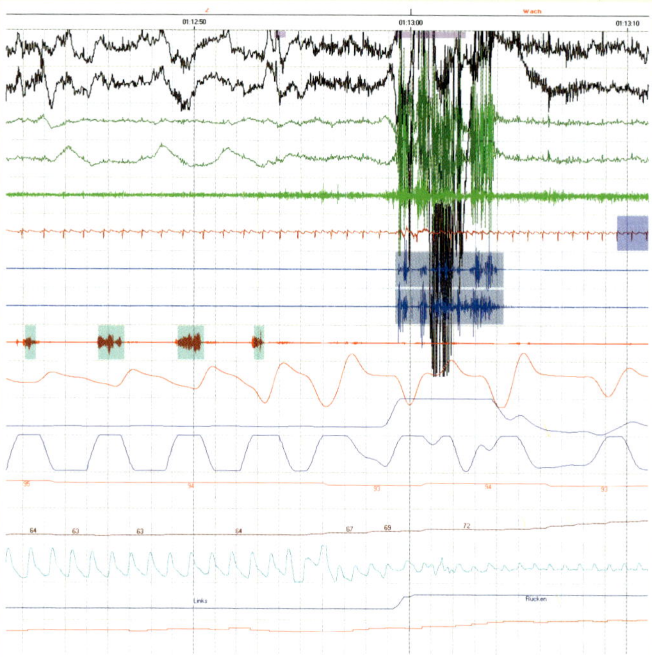

30-Sekunden-Ausschnitt der Polysomnografie eines starken Schnarchers. In der Mitte sieht man vier laute Schnarchgeräusche (rote Ausschläge), die auf einmal stoppen. An dieser Stelle erscheint eine Mikroweckreaktion im EEG (obere schwarze Linien) und im EMG (grüne Linie). Danach steigt die Herzfrequenz an (braune Linie, dritte von unten).

Quelle: Eigene Darstellung

Die Folgen von unbehandeltem starkem Schnarchen, UARS und Schlafapnoe können alle Organsysteme betreffen, schädigen aber aufgrund der ständigen Stresshormonausschüttung und der bei den Sauerstoffschwankungen entstehenden freien Radikale in erster Linie die Blutgefäße und damit das Herz-Kreislauf-System. 80 Prozent aller Schlafapnoiker haben aufgrund des angespannten Sympathikus auch am Tag einen erhöhten Blutdruck. Die obstruktive Schlafapnoe erhöht unbehandelt das Risiko für Diabetes, einen Herzinfarkt und einen Schlaganfall sowie für Depressionen und Impotenz. Weitere Gefahren des OSAS sind: Gewichtszunahme (Circulus vitiosus), Artherosklerose, Vorhofflimmern, Herzinsuffizienz, eventuell sogar Demenz.

Schnarchen und Schlafapnoe begünstigen das Auftreten von Reflux (Sodbrennen) sowie von Asthma und Infekten. Unbehandelte Apnoiker sterben in 20 bis 40 Prozent der Fälle früher als behandelte.

Von Schlafmasken und Schienen

Nur etwa 20 Prozent aller heftigen Schnarcher und weniger als 10 Prozent aller Schlafapnoiker profitieren nachhaltig von einer Operation im HNO-Bereich, wenn nicht gerade eine definitiv behinderte Nasenatmung der Hauptgrund für die nächtlichen Atemstörungen ist. Die meisten Eingriffe an Gaumensegel und Zäpfchen relativieren sich ab einem gewissen Schweregrad an Atemstörung leider nach einigen Wochen bis Monaten wieder, weil sie der eigentlichen Ursache nicht beikommen können. Denn die liegt eine Etage tiefer, auf Höhe des Zungengrunds. Dort – unterhalb der Zunge – befindet sich ein ziemlich dicker Muskel, der praktisch den ganzen Unterkiefer ausfüllt und aufgrund seines Volumens insbesondere in Rückenlage gerne mal zu weit nach hinten/unten fällt und damit den Raum einengt oder verschließt, den unsere Atemluft auf ihrem Weg zur Luftröhre nehmen muss. Wenn Sie mal eine Rinderzunge in der Metzgereitheke haben liegen sehen, dann wissen Sie, was da noch für ein Kawentsmann unter dem sichtbaren Zungenteil liegt.

Die einfachste Methode, einem hauptsächlich rückenlagebetonten Schnarchen und einer leichten Schlafapnoe eventuell beikommen zu können, besteht darin, mit Hilfsmitteln die Rückenlage zu verhindern, einfach weil schwerkraftbedingt am häufigsten in Rückenlage geschnarcht und apnoiert wird. Hier eignet sich das Einnähen eines Tennisballs in den Schlafanzug (in der Mitte des Rückens) oder der Kauf einer sogenannten Rückenlageverhinderungsweste. Allerdings sind die Erfolge dieser Maßnahmen leider in der Regel begrenzt.

Bisher sind ab einem gewissen Schweregrad von Schnarchen, UARS und Schlafapnoe nur solche Therapiemaßnahmen wirklich effektiv, die irgendwie zu einer Anhebung oder Anspannung des kollabierenden Rachensegments und Zungengrunds führen. Hier gilt nach wie vor die CPAP-Therapie (Continuos Positive Airway Pressure; *»Schlafmaske«*, heute vornehmlich als automatische CPAP-Therapie mit sich immer wieder automatisch wechselnd anpassenden Luftdrücken angewandt, sogenannte APAP-Therapie) als Goldstandard gegen die obstruktive Schlafapnoe. Hierbei zieht ein Gerät – das in etwa wie ein umgekehrter Staubsauger funktioniert – normale Umgebungsluft an, schickt sie über einen Filter in einen Schlauch und von dort über Nasen- oder Mund-Nasen-Maske kontinuierlich in den Rachen, sodass

Unterkieferprotrusionsschienen sind eine gut verträgliche und sehr effektive Methode, Schnarchen, UARS und leichte Schlafapnoe etwas entgegenzuhalten. Es profitieren besonders Patienten, die hauptsächlich in Rückenlage Probleme haben und die nicht ganz so viel wiegen. Leider zahlen die gesetzlichen Krankenversicherungen in den allermeisten Fällen die Schienen bisher nicht. Private Krankenversicherungen zahlen meist circa 80 Prozent, manchmal auch alles. Inzwischen existieren auch preiswerte Schienen, die man sich bestellen und zu Hause selber anfertigen kann (sogenannte »Boil and Bite«-Schienen, die man in heißes Wasser legt). Die Schienen sind bezüglich Komfort und Wirksamkeit meist nicht so ausgereift wie vom Fachmann individuell angefertigte, sind dafür aber auch deutlich günstiger.

der Zungengrund quasi die ganze Zeit während Ein- und Ausatmung wie auf einem Luftstrom reitet und damit nicht mehr zurückfallen kann.

Eine weitere, inzwischen gut etablierte und auch sehr wirksame Methode bei Schnarchen, UARS und auch bei leichter bis mittelschwerer Schlafapnoe ist eine sogenannte Unterkieferprotrusionsschiene (oder schlicht Schnarcherschiene genannt). Diese Schienen werden nach einer detaillierten Untersuchung beim Schlafmediziner von speziell ausgebildeten Zahnärzten individuell angefertigt. Sie werden nachts je unten und oben an die Zahnreihen geklickt – so wie eine doppelte Aufbiss- oder Knirscherschiene –, der Unterkiefer wird gegenüber dem Oberkiefer zwischen 0,5 und 1 Zentimeter nach vorne verschoben. Hierdurch wird der am Unterkieferknochen festgemachte Zungengrundmuskel im Liegen nach oben gezogen und festgehalten, sodass er nicht mehr ganz herunterfällt und den Luftweg im Schlafen verlegt.

Schlafmittelkonsum

Schon der Halbgott Hypnos und sein Sohn Morpheus bedienten sich gerne pharmakologischer Schlafhilfen, um ihre Schäfchen in Traum und Schlummer zu geleiten. Schlafmohn (Opium) war neben Alkohol – der schon immer in unseren Breiten in Form von Bier zum Schlafen herhalten musste – im Altertum lange Zeit Mittel der Wahl, um den seit Urzeiten bekannten Unbill der Insomnie zu vertreiben.

8 Prozent der Deutschen nehmen mindestens einmal pro Woche vom Arzt verschriebene Schlafmittel ein. Dabei steigt die Häufigkeit der Einnahme mit dem Lebensalter an: Nur zwei Prozent der unter 30-Jährigen schlucken mindestens einmal pro Woche ein Schlafmittel, bei den über

Tabelle 22 | **Schlafmittelverbrauch**

	Mindestens einmal pro Woche	Während der letzten vier Wochen gar nicht
Gesamtbevölkerung	8%	91%
Westdeutschland	10%	90%
Ostdeutschland	6%	94%
Über 60-Jährige	16%	84%
Geringverdiener	14%	86%
Bluthochdruck	16%	84%

Quelle: Emnid 2016

Der Konsum von Schlafmitteln ist in Ostdeutschland am geringsten und bei Rentnern mit Bluthochdruck am größten.

60 Jährigen sind es schon 16 Prozent, bei verwitweten Personen sind es sogar 18 Prozent.

Der Unterschied zwischen Männern und Frauen ist nicht sehr groß. Frauen nehmen etwas häufiger als Männer frei verkäufliche Schlafmittel ein.

91 Prozent der Bevölkerung konsumieren keine Schlafmittel, und nur 3 Prozent kann man als stark von Schlafmitteln abhängig bezeichnen (mehr als dreimal pro Woche). Je geringer die Schulbildung, desto häufiger die Schlafmitteleinnahme. Ebenfalls korreliert der Schlafmittelkonsum linear mit dem Einkommen. Je geringer das Einkommen, desto häufiger werden verschreibungspflichtige Schlafmittel konsumiert, je höher das Einkommen, desto weniger. In Großstädten ist die Häufigkeit ebenfalls überdurchschnittlich hoch. Am höchsten ist der Konsum von Schlafmitteln bei Personen mit geringer Schlafzufriedenheit (19 Prozent nehmen regelmäßig Schlafmittel) – was nicht verwundert.

16 Prozent der Befragten mit Bluthochdruck nehmen mindestens ein mal wöchentlich verschreibungspflichtige Schlaftabletten ein, während es bei Normotonikern nur 6 Prozent sind.

In einer früheren Studie des Robert-Koch-Instituts (Zeitraum 2008 bis 2011) wird angegeben, dass 94,3 Prozent der Bevölkerung in den letzten vier Wochen gar keine Schlafmittel zu sich nahmen, bei der DKV-Studie von 2013 waren es 95 Prozent. In unserer Umfrage sind es 91 Prozent. Das wäre schon eine deutliche Zunahme des Verbrauchs.

Allerdings muss man bedenken: Der Schlafmittelverbrauch der (West-) Deutschen war schon mal um einiges höher. Er hat seit den Valium-Orgien der 70er-Jahre wechselvolle Zeiten erlebt. Damals hatte jeder Hausarzt Präparate der neuartigen Substanzgruppe der Benzodiazepine (die im Vergleich zu den vormals benutzten Barbituraten im Hinblick auf lebensbedrohliche Atemstillstände im Schlaf zwar wesentlich sicherer, dafür aber immer noch mit einem hohen Abhängigkeitspotenzial versehen waren) unters schlaflose Volk geworfen wie der Kölner Karnevalsprinz die Kamellen. Mit dem Endresultat, neben Hunderttausenden kurzfristig zufriedenen Schläfern langfristig viele Benzodiazepinabhängige erzeugt zu haben. Kaum ein hochbetagter Senior in einem deutschen Altenheim, der nicht zur

Restless Legs

Restless Legs (»Unruhige Beine«) können als sehr unangenehm empfunden werden und verhindern oft massiv den Schlaf. Die Patienten kommen nicht zur Ruhe, ein entspanntes Sitzen vor dem Fernseher ist kaum möglich, und gerade das Einschlafen fällt schwer. Die Betroffenen, zumeist Frauen im mittleren Lebensalter (aber auch jüngere Frauen und zunehmend Männer), berichten über Ziehen, Brennen, Kribbeln oder Schmerzen in den Füßen und/oder Unterschenkeln, manchmal bis hinauf in die Oberschenkel. Fast immer treten die Beschwerden in Ruhe auf. Kaltes Abduschen der Extremitäten oder Wechselbäder schaffen oft Linderung.

Viele Schlafgestörte haben aber keine typischen »Unruhige Beine«-Symptome, im Wachzustand haben sie keine Beschwerden. Bei ihnen treten jedoch während des Schlafs ständig rhythmische Zuckungen der Schienbein- und Zehenmuskeln auf, häufig im Abstand von etwa 30 Sekunden. Diese Muskelzuckungen führen häufig zu Mikroweckreaktionen, die den gesamten Körper durchfahren und dann Tiefschlaf verhindern, den Schlaf fragmentieren und unerholsam machen. Teilweise sind die nächtlichen Beinzuckungen auch Ausdruck einer gestörten nächtlichen Atmung. Dann verschwinden sie auch wieder, wenn die Atmungsstörung behandelt ist. In einigen anderen Fällen aber sind die nächtlichen Beinzuckungen ein eigenständiges Phänomen, das dann behandelt werden muss, wenn durch sie Dauer und Qualität des Schlafs über ein gewisses Maß hinaus verschlechtert werden.

Die Ursachen für die eigenständigen nächtlichen Beinbewegungen und für das Restless-Legs-Syndrom sind im Detail noch nicht ganz verstanden. Wir wissen, dass Medikamente, die den Dopaminspiegel im Gehirn erhöhen, meist gut wirken. Wir wissen auch, dass manchmal ein Eisenmangel zu den Problemen führen kann. Dann gleicht man den Eisenmangel durch Eisentabletten aus, und die Symptome verschwinden.

Nacht (s)eine Librium, Lexotanil, Lendormin, Adumbran, Dalmadorm oder Valium einnehmen muss. Seither ist die Schlafmittelverordnung deutlich vernünftiger geworden.

Auch im europäischen Ländervergleich schwankt der Schlafmittelkonsum beträchtlich. Für Frankreich hat man 11,7 Prozent gemessen, hingegen wird für Großbritannien von lediglich 3,5 Prozent berichtet. Das hängt auch mit der Häufigkeit von Ein- und Durchschlafstörungen zusammen, die in den Ländern deutlich variieren und gegen die ja die Schlafmittel genommen werden. In Deutschland sind Ein- und Durchschlafstörungen relativ verbreitet. In einer japanischen Repräsentativstichprobe wurde eine Häufigkeit von insgesamt 7,2 Prozent ermittelt. Eine Vielzahl soziokultureller Faktoren wie etwa Schlafhygiene, Alkoholkonsum, Bettzeiten, Nikotin- und Kaffeekonsum und politische und soziologische Aspekte könnten bei der Verursachung häufigerer Durchschlafstörungen in Deutschland eine Rolle spielen.

Abbildung 18 | **Polysomnografie einer RLS-Patientin**

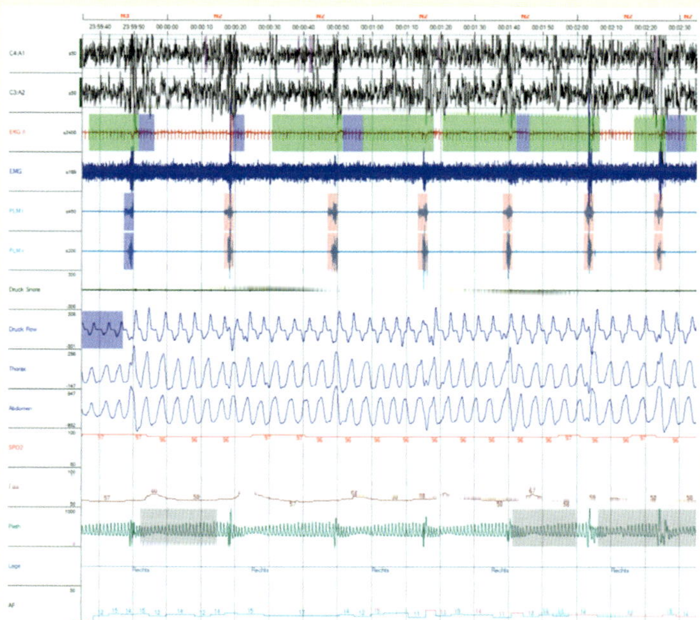

Quelle: Eigene Darstellung

Drei-Minuten-Ausschnitt aus einer Polysomnografie einer 55-jährigen RLS-Patientin. In der Mitte (5. und 6. Kanal von oben) sieht man die Muskelaktivitäten der linken und rechten Schienbeine. In etwa 30-sekündigem Abstand zucken beide Beine immer wieder, was zu Wachwerden, Erschöpfung und häufigen Pulsschwankungen führen kann (4. Kanal von unten).

Kurz und knapp

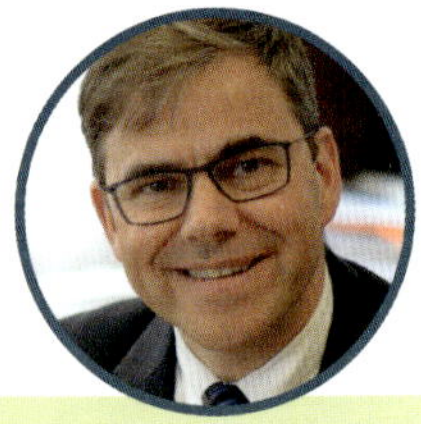

von Prof. Peter Young

1 68,3 Prozent der Deutschen haben gemäß den Messungen mit dem Schlafsensor SE 80 mehr als fünf Schlafunterbrechungen pro Nacht, die länger als zwei Minuten andauern. Das ist viel und deutet auf zu leichten und ungenügend erholsamen Schlaf hin. 52 Prozent der Männer und 43 Prozent der Frauen schnarchen oft bis gelegentlich, und 44 Prozent aller Befragten berichten über gelegentliches bis häufiges Schnarchen des Bettpartners. Unbehandeltes Schnarchen führt über die Zeit in vielen Fällen zu Schlafapnoe.

2 Über eine unterdurchschnittliche Zufriedenheit mit ihrem Schlaf klagen 60 Prozent der Schnarcher – im Vergleich zu nur 34 Prozent der Nichtschnarcher. Schnarchen stört somit die Schlafqualität erheblich. Schnarchen ist eine Volkskrankheit, die leider immer noch zu wenig diagnostiziert und behandelt wird und die sowohl den Schnarcher selbst als auch die Partnerschaft belastet.

3 25 Prozent der Deutschen leiden generell unter Bluthochdruck, bei den über 60-Jährigen weist sogar nur noch etwa jeder Vierte normale Blutdruckwerte auf. Bluthochdruck und gestörter Schlaf hängen eng zusammen.

4 Personen mit erhöhtem Blutdruck sind deutlich unzufriedener mit ihrem Schlaf und geben ihm nur die Note 6,5 im Vergleich zu Menschen mit normalem Blutdruck (7,1). Sie sind morgens weniger fit. 56 Prozent der Bluthochdruckkranken halten tagsüber oft oder gelegentlich ein Mittagsschläfchen, während dies bei den Normotonikern nur 39 Prozent tun.

5 9 Prozent aller Befragten wissen von sich, dass sie oft oder gelegentlich Atemstillstände im Schlaf haben (Schlafapnoe). Von den Befragten mit Bluthochdruck haben bereits 16 Prozent (bekannte) Atemaussetzer im Schlaf.

6 91 Prozent der Bevölkerung nehmen keine Schlafmittel ein, und nur 3 Prozent kann man als stark von Schlafmitteln abhängig bezeichnen. 16 Prozent der über 60-Jährigen konsumieren regelmäßig Schlafmittel, überdurchschnittlich oft tun das auch Geringverdiener, Menschen mit Bluthochdruck und Personen mit geringer Schlafzufriedenheit.

Expertentipps

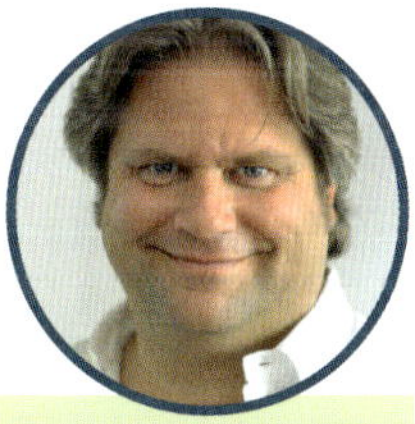

von Dr. Michael Feld

- Mal eine Nacht nicht gut zu schlafen ist harmlos und völlig normal. Schlaf unterliegt mannigfachen Einflüssen, die man nicht immer alle steuern kann. Natürliche rezeptfreie Produkte, am besten als Kombinationspräparate (mit zum Beispiel Baldrian, Hopfen, Melisse, Passionsblume, L-Tryptophan, Glycin), und Entspannungsübungen können helfen. Wenn sich die Schlafproblematik ausdehnt und drei bis vier Wochen am Stück überschreitet, in denen Sie öfter als dreimal pro Woche Probleme haben, sollten Sie zum Arzt, damit sich nichts festsetzt.

- Wenn Sie nicht gerade zu den sehr stark kontrollwütigen Menschen zählen, für die eine intensivere Befassung mit ihrem Schlaf manchmal negativ ist, weil sowieso schon alles nur darum kreist, dann messen Sie Ihren Schlaf mit einem Schlafsensor, um mehr über Ihre Schlafgewohnheiten und mögliche Störungen zu erfahren. Wer sich um seinen Schlaf kümmert, der schläft meist auch besser. Eventuell entdecken Sie Störungen, die weder Ihnen noch Ihrem Partner sonst aufgefallen wären und die sich gut behandeln lassen.

- Spätabendliches Essen führt oft zu Übergewicht, und Übergewichtige haben häufig zu hohen Blutdruck, schnarchen und bekommen eine Schlafapnoe. Deshalb: So schwer es fällt, vermeiden Sie es, zwei Stunden vor dem Einschlafen noch etwas Schweres zu essen.

- Alkohol ist ein schlechtes Schlafmittel. Zwar erleichtert er manchmal das Einschlafen, macht aber das Durchschlafen flach und verstärkt die Muskelerschlaffung, was wiederum Schnarchen und Tagesmüdigkeit verstärkt.

- Bemerken Sie bei sich oder Ihrem Partner lautes Schnarchen, das zu nächtlichem Wachwerden und/oder unerholsamem Schlaf führt: Lassen Sie sich ärztlich untersuchen und behandeln.

- Wenn Sie erhöhten Blutdruck haben, kann Ihr Hausarzt mit einer relativ einfachen Langzeit-Blutdruckmessung (24-h-RR) herausfinden, ob der erhöhte Blutdruck vielleicht durch schlechten Schlaf, starkes Schnarchen oder eine Schlafapnoe zustande kommt. Er sieht dann ein sogenanntes »Non-Dipping«. Das bedeutet, dass der Blutdruck nachts nicht – wie normal – absinkt, sondern gleich bleibt oder sogar ansteigt.

- Auch wenn Schnarcherschienen und Atemmasken auf den ersten Blick unsexy scheinen: Beides sind hocheffektive Maßnahmen, um nachts wieder vernünftig zu atmen – und der Partnerschaft tut man auch einen Gefallen. Viele Menschen wissen erst, wie müde und erschöpft sie vorher lange Zeit waren, nachdem sie ein paar Nächte mit Schiene oder Maske geschlafen haben.

8

Schlaf zwischen subjektiver Einschätzung und objektiver Messung

Schlaf unterliegt oftmals großen Schwankungen in der subjektiven Einschätzung seiner Dauer, Tiefe und Güte. Schlaf hat, gerade für das heutzutage ständig ratternde Gehirn, den großen Vorteil, dass wir eben nicht wach beziehungsweise bei »Bewusstsein« sind. Das scheint zunächst eine äußerst triviale Erkenntnis zu sein, sie erweist sich bei genauerem Hinsehen aber als überaus bedeutsam. Wir können in aller Regel nämlich erst am nächsten Morgen beurteilen, wie die letzte Nacht war, eben weil unser Bewusstsein im Nachtschlaf – normalerweise – stundenlang »offline« gestellt war. Zwar träumen wir in mehreren Phasen, und manche Menschen erfreuen sich inzwischen auch der Online-offline-Hybrid-Variante des sogenannten luziden Träumens, bei der man seine Träume halbklar mitbekommt und beeinflussen kann. Aber sagen wir es mal mit dem legendären Helmut Qualtinger, als man ihn einmal nach seiner Meinung zur Mitternachtssonne fragte: »Was brauch i um Mitternacht a Sunn?« Warum sollte ich also auch noch im Traum wach sein?

Unsere Studie ist die erste bundesweite Erhebung zum Schlafverhalten, die nicht nur subjektive Parameter bei 3491 repräsentativ befragen Deutschen mit über 30 Items ermittelt hat (unterstützt vom Umfrageinstitut Emnid), sondern zusätzlich auch 222 repräsentative Biosignal-Datensätze schlafrelevanter Parameter wie objektive Schlafdauer, Schlafphasenverteilung (Tiefschlaf, REM-Schlaf, Leichtschlaf), nächtliches Wachwerden, Herzfrequenz (HF), Atemfrequenz (AF) und vieles mehr gemessen hat. Jeder der 222 Teilnehmer hat mindestens fünf Nächte mit dem Schlafsensor SE 80 SleepExpert geschlafen.

Subjektive Einschätzungen sind oft trügerisch. Der Mensch ist ein Gewohnheitstier, was sich nur langsam verändert, nimmt er nur verzögert wahr. Die Waage sagt uns die ungeschminkte Wahrheit, ansonsten würden wir Veränderungen unseres Körpergewichts oft nur zögerlich bemerken. Beim Schlaf verhält es sich ähnlich. Dadurch kann es passieren, dass wir objektiv schlechter und kürzer schlafen, als wir subjektiv denken. Oder umgekehrt. Bei chronisch Schlafgestörten hört man oft: »Ich habe die ganze Nacht kein Auge zugemacht.« Schaut man sich den Schlaf dieser Patienten objektiv mit Messgeräten an, sieht man häufig, dass der Schlaf eigentlich gar nicht so schlecht ist. Wir nennen dies »Fehlwahrnehmung des Schlafzustands«.

Ein Ziel der beiden Studien – der Umfrage und der begleitenden Messung mit dem Biosignal-Schlafsensor – war der Vergleich der subjektiven Bewertung der Schlafqualität mit den objektiven Messdaten. Wie weit klaffen etwa die subjektive Einschätzung der reinen Schlafzeit und die aufgezeichnete reine Schlafdauer auseinander? Wie oft wachen die Teilnehmer kurzzeitig in der Nacht auf? Früher waren solche Studien nahezu unmöglich, weil die Durchführung wegen der teuren Geräte sehr kostenintensiv war. Die modernen Schlafsensoren bieten hier eine Chance, an viele Daten zu kommen – sie müssen allerdings auch qualitativ gut sein. Wearables erfüllen dieses Kriterium beispielsweise oft nicht, denn REM-Phasen nehmen viele gar nicht auf.

Der Vergleich zwischen subjektivem Schlafempfinden und den objektiven Messdaten zeigt: Die Bevölkerung beurteilt ihren Schlaf subjektiv tendenziell besser und länger, als er tatsächlich ist. So schätzen die Deutschen ihre absolute Schlafdauer im Schnitt auf 6:54 Stunden, die objektive Messung mit dem Schlafsensor SE 80 SleepExpert ergibt aber eine reine Schlafzeit von nur sechs Stunden. Das liegt unter anderem an nächtlichen Wachphasen, die subjektiv nicht erinnert werden, und an der subjektiven Hinzurechung der Einschlafzeit, die bei der objektiven Messung ebenfalls wegfällt.

Die Umfrageteilnehmer bewerten ihre Schlafzufriedenheit auf der Zufriedenheitsskala von 0 (= gar nicht zufrieden) bis 10 (= sehr zufrieden) im Durchschnitt mit dem Wert 6,91. Im Total Sleep Score des Schlafsensors

Der Sleep Score des SE 80 SleepExpert
setzt sich aus folgenden Parametern zusammen:

1. Gesamtschlafenszeit (Total Sleep Time)
2. Schlafeffizienz (Sleep Efficiency)
3. Tiefschlafzeit (Minutes Deep Sleep)
4. Anzahl nächtlicher Wachphasen über zwei Minuten Länge (Number of awakenings longer than two minutes during the night)
5. Anzahl nächtlicher Bettausstiege (Number of bed exits)
6. REM-Schlafzeit (Minutes of REM sleep)
7. Einschlaflatenz (Time to fall asleep)

liegt der Mittelwert bei 6,72. Das ist deutlich darunter.

Im Schnitt werden die Deutschen 7,4-mal pro Nacht länger als zwei Minuten wach. Macht insgesamt mindestens 15 Minuten, denn die Schlafunterbrechung kann auch länger als zwei Minuten dauern. In den meisten Fällen werden die kurzen Wachphasen nicht erinnert, sie verkürzen aber die objektive Gesamtschlafenszeit. Hinzu kommt eine objektiv ermittelte durchschnittliche Dauer bis zum Einschlafen von fast 28 Minuten. Diese Einschlafzeit wird bei subjektiver Befragung erstens meist kürzer geschätzt und zweitens fast immer der Gesamtschlafenszeit zugerechnet, da das Stadium des Übergangs von wach nach Schlaf schwer genau erinnerlich ist. Unser Gehirn befindet sich hirnstromtechnisch in einem Übergangszustand von wach zu Schlaf, eine Zwischenwelt, ein Halbschlaf, den wir oft schwer zeitlich einschätzen können.

Für deutliche Schlafprobleme spricht auch der schrumpfende Anteil an erholsamem Tiefschlaf. So beträgt der Anteil des Leichtschlafs am Gesamtschlaf im Durchschnitt schon 63 Prozent. Laut Definition der American Association of Sleep Medicine (AASM) sollten es aber nur maximal 50 bis 60 Prozent sein. Die Deutschen schlafen also leichter, als sie sollten. Auch die Anteile des Tiefschlafs (17,2 Prozent) und REM-Schlafs (19,8 Prozent) liegen unterhalb der Normwerte (von jeweils 20 bis 25 Prozent). Wir schlafen also nicht erholt genug.

Ein- und Durchschlafstörungen sind in der deutschen Erwachsenenbevölkerung stark verbreitet. Nach den Daten der DEGS (Robert-Koch-Institut) ist circa ein Drittel der deutschen Erwachsenen von Ein- und/oder Durchschlafstörungen betroffen. Dabei sind Durchschlafstörungen mit 23 Prozent häufiger als Einschlafstörungen mit 11 Prozent. Die Ergebnisse für Ein- und Durchschlafstörungen, die wir mit dem Schlafsensor SE 80 SleepExpert gemessen haben, bleiben weitgehend in diesem Rahmen: Länger als 40 Minuten Einschlafzeit brauchen 11,3 Prozent der Teilnehmer.

Tabelle 23 | **Relevante Schlafdaten**

	Messnächte	Mittelwert
Durchschnittliche Herzfrequenz	1408	64,02 pro Minute
Durchschnittliche Atemfrequenz	1408	15,79 pro Minute
REM-Schlaf	1411	19,8 %
Leichtschlaf	1411	63 %
Tiefschlaf	1411	17,2 %
Gesamtschlafenszeit	1411	359,92 Minuten
Sleep Score	1357	67,24 %
Einschlafzeit	1363	27,96 Minuten
Wachphasen*	1357	7,4

Quelle: Eigene Berechnungen

Gültige Anzahl (listenweise): 1450 Nächte. Messdaten von 222 Probanden mit mindestens fünf Nächten mit dem Schlafsensor SE 80 SleepExpert. *Anzahl der Wachphasen über zwei Minuten Dauer.

Die Studie mit dem Schlafsensor zeigt durchschnittlich normale Herz- und leicht erhöhte Atemfrequenzwerte der 222 Teilnehmer. Die REM- und Tiefschlafwerte sind niedriger als der empfohlene Normbereich, der Leichtschlaf liegt prozentual oberhalb der empfohlenen Menge und ist damit schlechter. Die Gesamtschlafdauer beträgt ziemlich genau sechs Stunden (359,92 Minuten), die nächtlichen Wachzeiten sind darin allerdings nicht enthalten und auch nicht die Einschlafzeit. Durchschnittlich 7,4 Schlafunterbrechungen gibt es pro Nacht pro Teilnehmer, die länger als zwei Minuten dauern. Alles, was über fünf bis acht Unterbrechungen liegt, gilt als ungesund.

Mehr als acht Schlafunterbrechungen – dort beginnt die klinische Relevanz von Durchschlafstörungen – haben 30,5 Prozent der Teilnehmer.

Auch die Ergebnisse unserer Umfrage mit den 3491 repräsentativ Befragten zeigen, dass die Schlafqualität schlechter und die Schlafdauer kürzer wird. So hat die Anzahl der Kurzschläfer (kürzer als sechs Stunden) und der Langschläfer (länger als acht Stunden) zugenommen: Innerhalb der gesunden Schlafdauer von sechs bis acht Stunden liegen heute nur noch 79,5 Prozent. Gemäß der Studie des Robert-Koch-Instituts vor sechs Jahren waren es noch 81,6 Prozent.

Warum es wichtig ist, seinen Schlaf zu messen

Die Diskussionen über das Für und Wider von Selbstmessungen laufen seit Jahren auf Hochtouren. Feuereifrige Adepten eines ubiquitären Quantified-Self-Lebensstils kämpfen online und offline gegen antagonistische Anhänger einer »Lasst mich mit eurem Kram in Ruhe, ich kenne mich selbst am besten«-Mentalität. Beim Schlaf haben wir es nun – verglichen mit Ernährung und Bewegung – mit einem Sonderfall zu tun. Denn während wir am Tag tatsächlich auch noch selbst irgendwie mitbekommen, was und wie viel wir essen und ob wir uns nun viel oder wenig bewegen, ist das nachts anders: Unser Bewusstsein ist abgeschaltet. Volle sechs bis acht Stunden, manchmal mehr, manchmal weniger, ist unser Ich offline gestellt, und wir gehören Mutter Natur, stellen uns uralten Gesetzen und Rhythmen anheim. In denen bekommen wir nicht mit, ob wir ausreichend Luft bekommen, unsere Muskeln wie wild zucken, wie schnell unser Herz schlägt, wie hoch unser Blutdruck ist, ob wir schnarchen, schwitzen, schreien oder sterben.

Viele männliche Schnarcher und Apnoiker werden von ihren Partnerinnen zum Arzt geschickt, weil die das sägende, röchelnde, nach Luft japsende Etwas neben sich irgendwann nicht mehr ignoriert bekommen. Aber auch Frauen kriegen nachts oft schlecht Luft, gerade während und nach den Wechseljahren, zucken mit den Beinen (Restless Legs), schwitzen oder haben schlechte Träume. Wir alle bekommen nicht wirklich »objektiv« mit, wie gut oder schlecht wir schlafen. Da der Schlaf aber nun die einzige wirkliche Batterieauflade-, Regenerations- und Reparaturphase des modernen »Monoblock-Schlaf«- Menschen ist, kommt seiner Dauer und Tiefe eine entscheidende Bedeutung für die Gesundheit zu – die in den Köpfen der meisten Menschen und auch der Ärzteschaft noch völlig unterschätzt wird.

Nervliche Anspannung, Stress, unruhige Beine und schlafbezogene Atmungsstörungen führen zu vermehrten kurzen nächtlichen Wachphasen, an die wir uns aber zumeist nicht mehr erinnern können – weshalb wir sie in ihrer Auswirkung auf Schlafdauer und Qualität subjektiv deutlich unterschätzen. Alles, was unterhalb von etwa drei Minuten Wachzeit liegt, wird in der Regel nicht erinnert. So erklärt sich das Phänomen, dass wir bei den Umfragedaten auf eine durchschnittliche Schlafdauer von 6:54 Stunden kommen, bei den objektiven Messdaten des Schlafsensors SE 80 SleepExpert aber nur auf circa sechs Stunden Schlafzeit, da der Sensor die nächtlichen Wachphasen erkennt und sie logischerweise von der Gesamtschlafenszeit subtrahiert. Zu wenig für einen gesunden Schlaf.

Inzwischen können wir mit »Home Sleep Test«-Geräten wie dem in unserer Studie verwendeten Schlafsensor SE 80 SleepExpert der Firma Beurer recht gute objektive Messergebnisse zum Schlaf erzielen. Man muss sehen, dass ein professioneller Polysomnograf etwa 15.000 Euro kostet, ein SE 80 SleepExpert etwa 130 Euro. Polysomnografien finden zumeist in stationären Schlaflaboren statt, in denen aufgrund der Laboratmosphäre keine realitätsnahen Bedingungen zur Feststellung der normalen Schlafdauer und -tiefe von Patienten unter deren Alltagsbedingungen herrschen. Zudem sind die Probanden zumeist Menschen mit Schlafstörungen. Medizinische Studien an Gesunden werden nur selten durchgeführt. Mit Geräten wie dem SE 80 SleepExpert sind Schlafmessungen unter Alltagsbedingungen über längere Zeiträume möglich, wodurch sich ein viel realitätsnäheres Bild des Schlafs ergibt. Man kennt dieses Phänomen auch von anderen Parametern wie dem Blutdruck. In der Arztpraxis oder im Krankenhaus messen wir häufig höhere Werte, als der Patient selbst in seiner häuslichen Umgebung misst (»Weißkittel-Hypertonus«).

Ab dem Einschlafen läuft ein eigenes, unserer bewussten Kontrolle entzogenes uraltes, rhythmisches Programm in unserem Organismus ab. Mithilfe von Messmethoden wie der Polysomnografie (übersetzt in etwa »Viel-(Kanal)-Schlaf-Aufzeichnung«) können wir den Schlaf seit etwa den 1960er-Jahren professionell genauer beobachten und analysieren. In der Schlafmedizin werden insgesamt fünf Schlafstadien unterschieden, die sich insbesondere hinsichtlich der Parameter EEG, EOG und EMG unterscheiden.

In der Vergangenheit wurden mehrtätige Schlafmessungen in häuslicher Umgebung zumeist nur mit reinen Aktimetern durchgeführt. Diese beinhalten Beschleunigungs- und/oder Bewegungssensoren, die nur recht grobe Aussagen zum Schlaf treffen können. Bewegt sich jemand viel, gilt das als Stadium wach, bewegt sich jemand wenig, gilt das als Leichtschlaf, bewegt sich jemand gar nicht, gilt das als Tiefschlaf oder Tod. Aktimeter befinden sich auch in den allermeisten Wearables, die heute neben Schritten und Kalorien auch den Schlaf messen. Aufgrund der rein aktimetrisch erhobenen Daten sind solche Aussagen zum Schlaf aber grob und störanfällig und korrelieren nur selten mit professionell polysomnografisch erhobenen Werten.

Der SE 80 SleepExpert arbeitet, ähnlich wie auch manche Konkurrenzprodukte (zum Beispiel Beddit, Sleepace), mit einem »Ballistokardiografie« genannten Verfahren. Hierbei werden auch geringste Druck-, Lage- und

Die verschiedenen Schlafphasen

Während einer gesunden Nacht durchlaufen wir in der Regel vier bis fünf »Schlafzyklen«, die jeweils etwa 90 Minuten dauern. In diesen Zyklen wechseln sich Leichtschlaf, Tiefschlaf und REM-Schlaf ab. Nach einer REM-Phase werden wir meist ganz kurz wach; dieses oftmals aber, ohne dass wir eine bewusste Erinnerung daran haben. Wir müssen nämlich mindestens etwa drei Minuten wach sein, damit wir dieses Wachsein bewusst erleben und erinnern können. Alles, was kürzer dauert, bleibt meist ohne Erinnerung daran. Die Verteilung der einzelnen Schlafphasen innerhalb der vier bis fünf Zyklen verändert sich im Lauf der Nacht.

In der ersten Nachthälfte »holt« sich unser Organismus viel Tiefschlaf, in der zweiten Nachthälfte mehr Leichtschlaf und REM-Schlaf. Deshalb sind wir in der zweiten Nachthälfte auch leichter weckbar, sei es durch äußere Reize wie Geräusche (schnarchender Partner, Flugzeug, Autos) oder Licht- oder Temperaturschwankungen, sei es durch innere Reize wie eine volle Blase, Hustenreiz oder den häufig anzutreffenden Reflux (Magensäure kommt in Kontakt mit der Speiseröhrenschleimhaut und reizt diese).

Am Anfang der Einschlafphase messen wir neben Beta-Wellen im EEG (13 bis 30 Hz, Wachzustand, Schlaf-Wach-Übergang) einen sogenannten Alpha-Rhythmus, Hirnstromfrequenzen zwischen 8 und 13 Hz, wie man sie zum Beispiel auch bei Meditierenden findet. Man nennt das Alpha-Stadium auch entspannte Wachheit. Wenn wir dann ruhig, in unserer Lieblingshaltung, halb eingemummelt auf unserer Lieblingseinschlafseite liegen, dann werden die Hirnstromfrequenzen langsamer, denn dann fangen immer mehr Hirnnervenzellen an, ihre Arbeit orchestermäßig synchron zu vollbringen, die Frequenzen im EEG werden weiter langsa-

Abbildung 19 | **Die verschiedenen Hirnwellen und Schlafstadien im EEG**

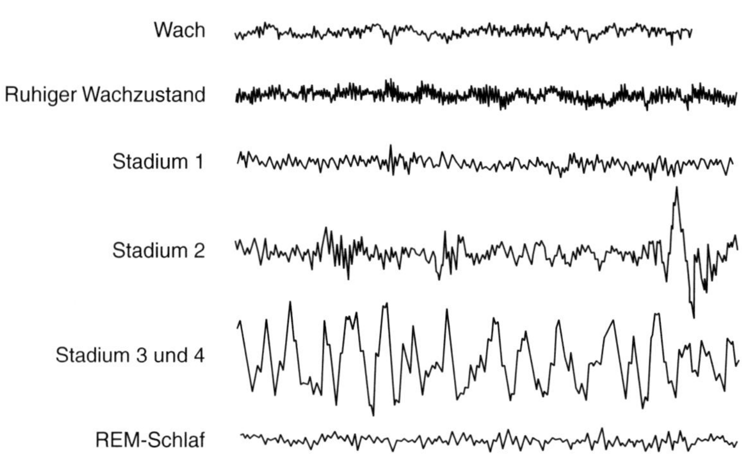

Je nach Wachheitsgrad und Schlafstadium unterscheiden sich die Hirnstromfrequenzen und -amplituden. Von erregt über ruhig-wach bis Leichtschlaf und später Tiefschlaf nehmen die Frequenzen ab und die Amplituden zu. Im REM-Schlaf ist das EEG ähnlich wie im Leichtschlaf.

Quelle: Eigene Darstellung

mer, die Ausschläge dafür höheramplitudiger, die Wellen gehen in einen Bereich von 4 bis 8 Hz über, das sogenannte Theta-Stadium stellt sich ein. Hier ist meist der Wach-Schlaf-Übergang festzumachen, hier legt sich der Schalter um, in diesem Stadium verlieren wir meist unser Bewusstsein und treten ein in die spannende, dunkle, bunte Welt des Schlafs und seiner Gesetze. Oder eben auch nicht. Denn wenn wir insgesamt zu angespannt sind, können wir nicht einschlafen – wenn unser Gehirn noch zu hoch »dreht«, zu sehr »rotiert«, die Hirndurchblutung noch zu hoch ist, das Gehirn daher unter anderem zu warm zum Einschlafen ist.

Anhand der Menge und Verteilung der EEG-Frequenzbänder Alpha, Beta, Theta und Delta unterscheidet man vier beziehungsweise fünf verschiedene Schlafstadien. Bis vor einiger Zeit wurden diese Schlafstadien weltweit nach einer Einteilung der US-amerikanischen Schlafforscher A. Rechtschaffen & A. Kales aus 1968 klassifiziert. Nach Rechtschaffen und Kales werden vier davon – die Schlafstadien S1, S2, S3 und S4 – als NONREM-Stadien bezeichnet (in denen kein REM-Schlaf auftritt) und das Stadium, in dem die schnellen Augenbewegungen auftreten und in dem wir meistens träumen, als REM-Schlaf. Im Jahr 2007 fasste die American Association of Sleep Medicine (AASM) die beiden vorherigen Tiefschlafstadien S3 und S4 zu einem einzigen Tiefschlafstadium N3 zusammen, die beiden Leitschlafstadien – jetzt N1 und N2 genannt – sowie REM blieben gleich. Viele Schlaflabore benutzen aus Praktikabilitätsgründen aber weiterhin die alte Klassifikation. Der Einfachheit halber wird in diesem Buch daher auch nur die Einteilung nach Rechtschaffen und Kales verwendet.

Beschleunigungsveränderungen im Körper sensibel registriert. Herzfrequenz, Herzfrequenzvariabilität, Atemfrequenz, Atemzugvariabilität und Bewegungen werden mittels komplexer Algorithmen bestimmt und verrechnet und ergeben eine zur Polysomnografie in etwa 80-prozentige Übereinstimmung relevanter Schlafparameter wie Gesamtschlafzeit, Einschlaflatenz und Schlafstadienbestimmung. Je größer das Kollektiv und je »normaler«, repräsentativer die gemessene Bevölkerung hinsichtlich ernster Erkrankungen von Herz, Atmung und Kreislauf, desto höher die Korrelation der Messwerte von SE 80 und Polysomnografie. Gerade in Bezug auf die Herzschlag- und Atmungsdaten erreicht der SE 80 Übereinstimmungen mit polysomnografischen Werten von über 90 Prozent. Die Messtechnik des Schlafsensors wurde gegen den Goldstandard Polysomnografie getestet und wissenschaftlich gut validiert (siehe die Studie von Tal A. et al.)

Eine gesunde Nacht verläuft bei Erwachsenen nach einer relativ festen Rhythmik, die allerdings durch verschiedene »Dämonen der Nacht« empfindlich störbar ist. Und so, wie es gute und schlechte »Esser« gibt, gibt es – genetisch bedingt – auch gute und schlechte Schläfer: Manche Menschen schlafen seit der Kindheit wie die Steine, sind durch nichts störbar, und manche Menschen waren schon immer durch alle möglichen Geräusche weckbar.

Leichtschlaf, Tiefschlaf und REM-Schlaf

Etwa 60 Prozent eines gesunden Schlafs verbringen wir im Leichtschlaf. Besonders in der zweiten Nachthälfte dominieren neben dem Traumschlaf die Leichtschlafphasen S1 und S2. Das Schlafstadium S1 wird von den meisten Menschen als Schlaf erlebt, von manchen aber als wach. Unter Schlafgestörten finden sich viele, die S1 als wach erleben, wodurch es zu dem nach einer Schlafanalyse häufig anzutreffenden Phänomen kommt, dass der Patient sagt: »Ich habe die ganze Nacht kein Auge zugemacht«, der Schlafmediziner aber zumindest genügend Leichtschlaf sieht. Leichtschlaf alleine reicht aber nicht, um sich am nächsten Morgen ausgeschlafen und erholt zu fühlen. Dafür braucht es definitiv Tief- und Traumschlaf.

Wenn sich mindestens 50 Prozent unserer nächtlichen Hirnwellen im Delta-Stadium (0,5 bis 3 Hz) befinden, sprechen wir von Tiefschlaf. S3 gilt ab 50 Prozent Delta-Schlaf, S4 sagt man, wenn das ganze Frequenzband Delta-Wellen zeigt. Der Tiefschlaf ist die Hauptregenerationsphase des biologischen Teils unseres Organismus und letztlich auf Dauer unverzichtbar für unsere Gesundheit. Etwa 20 Prozent unseres Schlafs sollten auf Tiefschlaf entfallen. Tiefschlafphasen finden sich hauptsächlich in der ersten Nachthälfte. Im Tiefschlaf speichern wir hauptsächlich »Wissensdinge« ab (sogenanntes deklaratives oder explizites Gedächtnis), während wir im Traumschlaf eher Handlungsabläufe abspeichern wie zum Beispiel Fahrradfahren, Klavierspielen oder Ähnliches (sogenanntes prozedurales oder implizites Gedächtnis). Im Tiefschlaf wird das Wachstumshormon aus der Hirnanhangdrüse in die Blutbahn gegeben. Wachstumshormone sorgen für den Muskelaufbau und stimulieren das Knochenwachstum. Im Tiefschlaf »lernt« auch unser Immunsystem. Impft man Probanden etwa am Tag mit einem Impfstoff gegen Hepatitis A und entzieht ihnen dann im Schlaflabor selektiv den Tiefschlaf, fällt ihre Immunantwort auf die Impfung (also der

»Impferfolg«) schlechter aus, als wenn man ihnen den Tiefschlaf lässt. Stört man ihre anderen Schlafphasen und lässt aber den Tiefschlaf in Ruhe, wird die Immunantwort nicht so stark vermindert. Unsere Immunzellen haben ein Gedächtnis. Sie müssen sich ganz genau merken, wie bestimmte Bakterien und Viren »aussehen«, damit sie sie bei erneutem Kontakt als »feindlich« (wieder-)erkennen. Bei Tiefschlafentzug und auch bei Schlafmangel erkennt das Immunsystem feindliche Keime bei einem Zweitkontakt nicht mehr so gut, und entsprechend schlechter verläuft die Infektabwehr.

Etwa 20 Prozent eines erholsamen Schlafs sollten auf den Traumschlaf, genauer gesagt den REM-Schlaf entfallen. Wir träumen auch in den Tiefschlafphasen, aber während dort die Träume eher sachlicherer Natur sind, sind die Träume der REM-Phasen die bildhafteren, lebhafteren und emotional stärker gefärbt. Deshalb können wir uns, wenn überhaupt, meist besser an die REM-Schlaf-Träume erinnern. Sowieso wissen wir fast alles, was Trauminhalte angeht, nur von den Erzählungen der Träumer selbst, denn wir haben bisher noch kein Messverfahren, das uns erlaubt, uns wirklich inhaltlich beim Träumen zuzuschauen. Falls es der Wissenschaft je gelin-

Abbildung 20 | **Darstellung von REM-Schlaf in der Polysomnografie**

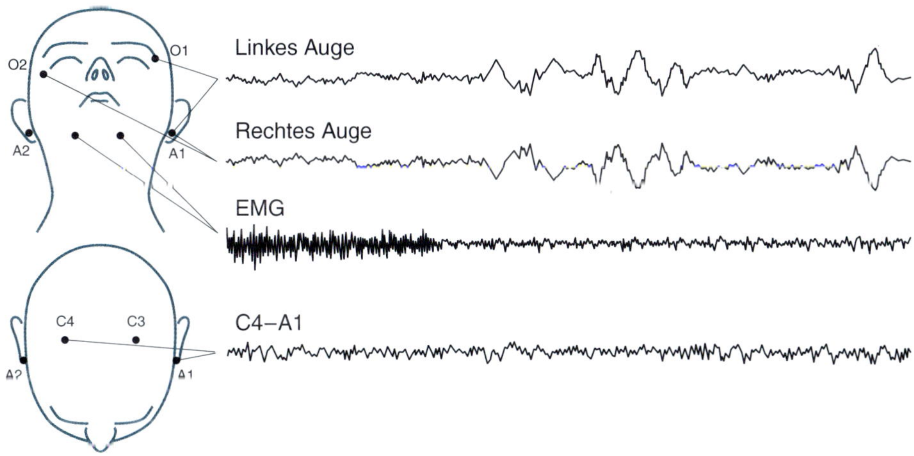

Quelle: Eigene Darstellung

REM-Schlaf zeigt sich in der Polysomnografie anhand schneller Augenbewegungen, niedrig gespannter EMGs und relativ hochfrequenter Hirnwellen.

Im REM-Schlaf ist das Hirn aktiver als im Wachzustand

Mithilfe bildgebender Verfahren wie funktioneller Kernspintomografie (fMRI) und Positronenemissionstomografie (PET) können wir heute sehr schön zeigen, dass das Gehirn im REM-Schlaf fast so stark durchblutet ist wie im Wachzustand. Im Tiefschlaf hingegen ist die Gehirndurchblutung deutlich vermindert. Es scheint also so zu sein, dass im Traumschlaf viel im Gehirn passiert, was Durchblutung erfordert, also eine erhöhte Stoffwechselaktivität braucht. Unsere Traumaktivität scheint ein Ausdruck dieser nächtlichen »Arbeit« zu sein. Doch so ganz genau wissen wir heute immer noch nicht, welche Funktionen unsere Träume genau haben, wir wissen nur sehr wohl, dass Traumschlaf wichtig ist. Denn wenn man Menschen selektiv den REM-Schlaf entzieht, indem man sie immer gerade dann weckt, wenn sie in die REM-Phasen eintreten wollen, dann können sie zum Beispiel am nächsten Tag bestimmte vorher gelernte Aufgaben nicht so gut erledigen, als wenn man sie hätte friedlich REM'en lassen.

Abbildung 21 | **Positronenemissionstomografie (PET)**

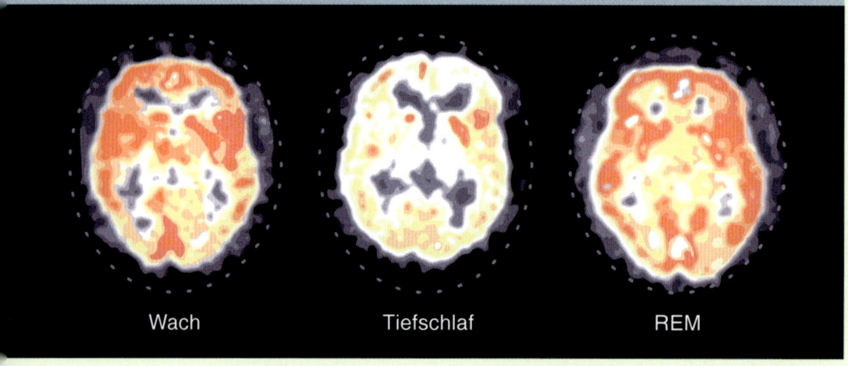

Im REM-Schlaf ist das Gehirn ähnlich stark durchblutet wie im Wachzustand. Die Positronenemissionstomografie zeigt die schwächere Durchblutung des Gehirns im Tiefschlaf.

Quelle: Eigene Darstellung

gen sollte, Träume und Traumbilder während des Traums selbst aufzuzeichnen – was natürlich überaus faszinierend und spannend wäre –, so würde dies aber zweifelsohne in manchen Fällen zu zwischenmenschlichen Problemen führen können: Stellen Sie sich vor, Ihr Partner träumt feurigste erotische Dinge, nur halt leider nicht von Ihnen. Die DVD mit den Traumbildern möchten Sie dann nicht in die Finger bekommen – oder eben gerade doch.

Wir erkennen den REM-(Traum-)Schlaf in der Polysomnografie hauptsächlich durch eine »augenfällige« Besonderheit: die schnellen Augenbewegungen, engl: *R*apid *E*ye *M*ovements, von denen diese besondere Phase auch ihren Namen hat. In stakkatoartigen Salven bewegen sich unsere Augen hin und her, hoch und runter, während unsere anderen Muskeln völlig entspannt sind, unser Gehirn aber fast so aktiv ist wie im Wachzustand. Aufgrund dieser Diskrepanz zwischen fast maximal entspanntem Körper und sehr regem Gehirn wird der REM-Schlaf auch »paradoxer Schlaf« genannt.

Viele Theorien ranken sich um das Phänomen des REM-Schlafs. So wird diskutiert, dass der REM-Schlaf auch eine Art Thermostat des Gehirns sein könnte. Dadurch, dass wir im Schlaf kaum Muskelaktivität haben, produzieren wir auch nicht so viel Körperwärme wie am Tag. Das Gehirn als unsere wichtigste Steuerzentrale muss aber auch nachts immer eine gewisse Betriebstemperatur halten. Es könnte deshalb sein, dass das zyklische »Anspringen« des REM-Schlafs als eine Art »Ofen« fürs Gehirn dient. Dem würde auch entsprechen, dass die REM-Phasen in der zweiten Nachthälfte bis zum Morgen hin immer länger werden. Je länger wir schlafen, desto weniger Wärmeenergie produzieren unsere Muskeln ja die Nacht über.

Herzfrequenz (Puls), Atemfrequenz und Blutdruck im Schlaf

Im Schlaf dominiert der »entspannende« Teil des vegetativen Nervensystems, der Parasympathikus. Auf Herzfrequenz, Atemfrequenz und den Blutdruck wirkt der Parasympathikus dämpfend, weshalb Puls, Atmung und Blutdruck im (gesunden) Schlaf jeweils etwas gegenüber den Tageswerten absinken. Am Tag sind wir viel mehr in Bewegung als im Schlaf, und am Tag überwiegt der aktivierende Teil des Vegetativums, der Sympathikus. In unserer Studie konnten wir durchschnittliche Atemfrequenzen von 16 Atemzügen pro Minute messen, das liegt im Mittel leicht oberhalb der allgemein als nächtliche Normwerte angesehenen 12 bis 15 Atemzüge. Die mittels des Schlafsensors SE 80 SleepExpert gemessenen Herzfrequenzen liegen im Durchschnitt bei 64 Schlägen pro Minute und sind damit als normal einzustufen. Bei Subgruppenanalysen von Insomnikern, starken Schnarchern und Schlafapnoikern würden wir episodisch erhöhte Herzfrequenzwerte sehen, die dem nächtlichen Stress des Wachseins oder der angestrengten Atmung entsprechen. Aufgrund der Vielzahl der gesunden Probanden verschwinden diese Werte in unseren Durchschnittswerten.

Kurz und knapp

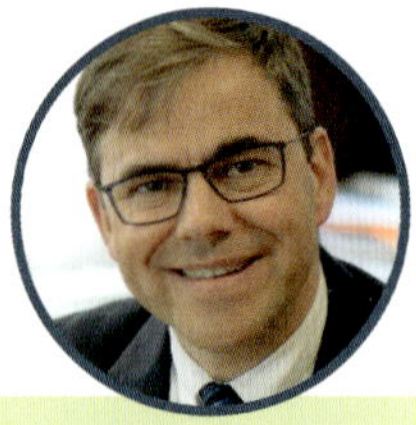

von Prof. Peter Young

1 Die Bevölkerung beurteilt ihren Schlaf subjektiv tendenziell besser und länger, als er tatsächlich ist. So schätzen die Deutschen ihre absolute Schlafdauer im Schnitt auf 6:54 Stunden, die objektive Messung mit dem Schlafsensor ergibt aber eine reine Schlafzeit von nur sechs Stunden. Das liegt unter anderem an nächtlichen Wachphasen, die subjektiv nicht erinnert werden.

2 Objektiv schlafen wir schlechter und kürzer, als wir subjektiv denken: Die Umfrageteilnehmer bewerten ihre Schlafzufriedenheit auf der Zufriedenheitsskala von 0 (= gar nicht zufrieden) bis 10 (= sehr zufrieden) im Durchschnitt mit dem Wert 6,91. Im Total Sleep Score des Schlafsensors liegt der Mittelwert bei 6,72. Das ist deutlich darunter.

3 Für Ein- und Durchschlafstörungen erbrachten die Messungen mit dem Schlafsensor SE 80 SleepExpert folgende Ergebnisse: Länger als 40 Minuten Einschlafzeit brauchen 11,3 Prozent der Teilnehmer. Mehr als acht Schlafunterbrechungen – dort beginnt die klinische Relevanz von Durchschlafstörungen – haben 30,5 Prozent der Teilnehmer, sind also durchschlafgestört. Das liegt innerhalb der Werte, die auch andere Studien (DESG) gemessen haben.

4 Für deutliche Schlafprobleme spricht auch der schrumpfende Anteil an erholsamem Tiefschlaf. So beträgt der Anteil des Leichtschlafs am Gesamtschlaf laut Schlafsensor im Durchschnitt bereits 63 Prozent. Die Schlafmedizin geht dagegen von einem »gesunden« Anteil des Leichtschlafs von 50 bis 60 Prozent aus. Die Deutschen schlafen also leichter, als sie sollten. Auch die Anteile des Tiefschlafs (17,2 Prozent) und REM-Schlafs (19,8 Prozent) liegen unterhalb der Normwerte (von jeweils 20 bis 25 Prozent). Wir schlafen also nicht erholt genug.

5 Auch die Ergebnisse unserer Umfrage an 3491 repräsentativ Befragten zeigen, dass die Schlafdauer kürzer wird. So hat die Anzahl der Kurzschläfer (kürzer als sechs Stunden) und der Langschläfer (länger als acht Stunden) zugenommen: Innerhalb der gesunden Schlafdauer von sechs bis acht Stunden liegen heute nur noch 79,5 Prozent. 2010 waren es noch 81,6.

Expertentipps

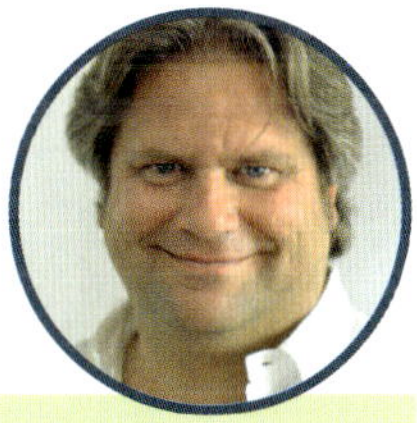

von Dr. Michael Feld

- Wer wissen möchte, wie lange, tief und gut der eigene Schlaf wirklich ist, sollte seinen Schlaf messen. Die subjektive Einschätzung trügt oft arg, wie wir in unserer Studie feststellen konnten und es auch aus der täglichen schlafmedizinischen Praxis und Klinik kennen. Der Mensch ist ein Gewohnheitstier und kann langsame Veränderungen der Schlafdauer und vor allem der Schlafqualität oftmals nur schwer selbst korrekt einschätzen.

- Zur Selbstmessung zu Hause empfehlen sich Sensoren, die mehr Biosignale messen können als nur Bewegung (Aktimetrie), da reine Aktimeter nur ziemlich grobe Daten liefern können.

- Dauerhaft erhöhte Mengen an Leichtschlaf (mehr als 60 Prozent) plus verminderte Mengen an Tiefschlaf und REM-Schlaf (weniger als 20 Prozent) sowie eine längerfristig objektiv gemessene Schlafdauer unter 6:30 Stunden (reine Schlafzeit ohne Einschlafzeit und Wachphasen) können gesundheitliche Probleme nach sich ziehen, auch wenn man selbst noch nichts von einer Schlafstörung merkt.

- Fragen Sie Ihren Bettpartner, ob er bei Ihnen Auffälligkeiten im Schlaf bemerkt. Hierzu gehören unter anderem heftiges Schnarchen, Atemaussetzer, starkes Schwitzen, heftiges Zähneknirschen, Schreien, unruhig zuckende Beine, Schlafwandeln.

- Liegen Ihre durchschnittlichen nächtlichen Atemfrequenzen längerfristig über 18 pro Minute und Ihre durchschnittliche nächtliche Herzfrequenz über 75 pro Minute, kann das ein Hinweis auf nächtlichen Stress sein, der untersucht werden sollte.

Literatur

Borbely, A., *Das Geheimnis des Schlafs*, 1982.

Bronfen, E., *Tiefer als der Tag gedacht. Eine Kulturgeschichte der Nacht*, 2010.

Buzsaki, G., *Rhythms of the Brain*, 2006.

Crönlein, T. / Galetke, W. / Young, P., *Schlafmedizin 1x1*, 2016.

Ekirch, R., *At Day's Close. Night in Times Past*, 2005.

Endres, K. / Schaad, W., *Biologie des Mondes. Mondperiodik und Lebensrhythmen*, 1997.

Everett, D., *Das glücklichste Volk: Sieben Jahre bei den Pirahã-Indianern am Amazonas*, 2010.

Feld, M., *Schlafen für Aufgeweckte: Mehr Lebensenergie durch guten Schlaf*, 2012.

Feld, M., *So schläft die Welt*, 5-teilige TV-Dokumentation, ARTE 2016.

Freud, S., *Die Traumdeutung*, 1900.

Höfer, M., »Siempre la Siesta«, in: *Spiegel* 26/2013.

Jung, C. G., *Die Traumanalyse*, 1909.

Kruger, M., *Principles and Practice of Sleep Medicine*, 2010.

Lohmann-Haislah, A., *Stressreport Deutschland 2012*, Bundesanstalt für Arbeitsschutz und Arbeitsmedizin 2012.

O. A., »Besessen«, in: *Manager Magazin*, 10/2012.

Ohayon, M. M. / Caulet, M., »Psychotropic medication and insomnia complaints in two epidemiological studies«, in: *Canadian Journal of Psychiatry* 1996, 41:457–464.

Osterkamp, J., »Vollmond lässt uns wirklich schlechter schlafen«, in: *Spektrum der Wissenschaft* Juli 2013.

Peter, H. / Penzel, T. / Peter, J. H., *Enzyklopädie der Schlafmedizin*, 2007.

Posch, T. / Hölker, F., *Das Ende der Nacht. Lichtsmog – Perspektiven, Gefahren, Lösungen*, 2014.

Randall, David K., *Im Reich der Träume. Die rätselhafte Welt des Schlafes*, 2014.

Schlack, R. et al., »Häufigkeit und Verteilung von Schlafproblemen und Insomnie in der deutschen Erwachsenenbevölkerung«, Robert-Koch-Institut, Erhebungswelle (DEGS1) von 2008 bis 2011, *Bundesgesundheitsblatt 2013*, S. 740–748.

Schredl, M., *Träume. Unser nächtliches Kopfkino*, 2013.

Siegel, J., »Sleep and its seasonal variations in three pre-industrial societies«, in: *Current Biology* 2015, Oct 13.

Steger, B., *Zeit zum Schlafen? Kulturhistorische und sozialanthropologische Erkundungen japanischer Schlafgewohnheiten*, 2004.

Stuck, B. / Maurer, T. / Schredl, M. / Weeß, H. G., *Praxis der Schlafmedizin*, 2013.

Tal, A. / Shinar, Z. / Shaki, D. / Codish, S. / Goldbart, A., »Validation of contact-free sleep monitoring device with comparison to polysomnography«, in: *Journal of Clinical Sleep Medicine* 2017, 13(3):137–142.

Weeß, H. G., *Die schlaflose Gesellschaft*, 2016.

Wiater, A. / Lehmkuhl, G., *Handbuch Kinderschlaf*, 2011.

Wolf-Meyer, M., *The Slumbering Masses: Sleep, Medicine and Modern American Life*, 2012.

Wolkenhauer, A., »Schlaf«, in: *Reallexikon für Antike und Christentum,* 2017.

Young, P. / Peschke, M. L., *Chronobiologie*, Leopoldina, 2010.

Zulley, J., *Mein Buch vom guten Schlaf*, 2010.

Zinkhan, M. et al., »Agreement of different methods for assessing sleep characteristics: a comparison of two actigraphs, wrist and hip placement, and self-report with polysomnography«, in: *Sleep Med.* 2014, 15(9):1107–14.

Die Autoren

Dr. med. Michael Feld (*1970), Allgemeinarzt, Somnologe (DGSM), Schlafmediziner, hat in Köln Medizin studiert und führt seit 2009 eine Praxis mit Schwerpunkt Schlafmedizin in Köln. Er ist Schriftleiter des ärztlichen Fortbildungsmagazins *Schlaf* im Verlag Schattauer. In TV und Print ist er ein gefragter Schlafexperte.

Univ.-Prof. Dr. med. Peter Young (*1965), Neurologe, Somnologe (DGSM), Schlafmediziner, Klinischer Neurogenetiker, hat in Kiel Medizin studiert und leitet als Professor für Neurologie und Neurogenetik eine Klinik für Schlafmedizin und Neuromuskuläre Erkrankungen am Universitätsklinikum Münster. Ein Schwerpunkt seiner Forschung zielt auf ein besseres Verständnis der molekularen Grundlagen für die Entstehung und Behandlung von Schlafstörungen ab. Er ist Autor von vielen Beiträgen in schlafmedizinischen Fachzeitschriften und Lehrbüchern.